全国名中医

邓尔禄临证集验

主编

林勋 李茜 李振

上海科学技术出版社

图书在版编目（CIP）数据

全国名中医邓尔禄临证集验 / 林勋，李茜，李振主编. -- 上海 : 上海科学技术出版社, 2025. 7. -- ISBN 978-7-5478-7245-1

Ⅰ．R249.7

中国国家版本馆CIP数据核字第2025SN2117号

全国名中医邓尔禄临证集验
主编 林 勋 李 茜 李 振

上海世纪出版(集团)有限公司 出版、发行
上海科学技术出版社
(上海市闵行区号景路159弄A座9F-10F)
邮政编码 201101　　www.sstp.cn
苏州市古得堡数码印刷有限公司印刷
开本 787×1092　1/16　印张 12.75
字数 120千字
2025年7月第1版　2025年7月第1次印刷
ISBN 978-7-5478-7245-1/R·3314
定价：80.00元

本书如有缺页、错装或坏损等严重质量问题，请向印刷厂联系调换

内容提要

邓尔禄先生是全国名中医、青海省医学首席专家,扎根青藏高原,从事中医内科临床教学和科研工作近六十载,博览医籍,熟通医理,医术精湛,擅长运用经方、时方,结合青藏高原独特高原大陆性气候对疾病辨证影响,在治疗内科、妇科、气血津液等常见病和疑难重症中取得良好的治疗效果,形成了自己独特的高原中医诊疗思维和辨证论治特色。本书内容涵盖邓尔禄先生生平简介、学术思想概况,并按照心系疾病、肺系疾病、脾胃疾病、肝胆疾病、肾系疾病、妇科疾病、气血津液疾病等分系列分章节,围绕疾病介绍、病因病机分析、辨证分型、处方用药、临证医案等方面,介绍邓尔禄先生对这些疾病中医辨证、遣方用药特色。本书可供中医临床工作者学习参考。

编委会

顾　问

邓尔禄

主　编

林　勋　李　茜　李　振

副主编

邓　鑫　祁耀宇　李　萍

主　审

李军茹　邓　颖

编　委

邢风雷　魏民敏　罗生明　毕志江　李忠宽
张　宇　唐　娥　王定寅　孙嫣婷　吴娟鸽
莫延花　韩　斌　宗　玮　雷有挺　李富鑫
仇　珺　宫　圣　海永鹏　李兴措　杨梦静
许顺勇

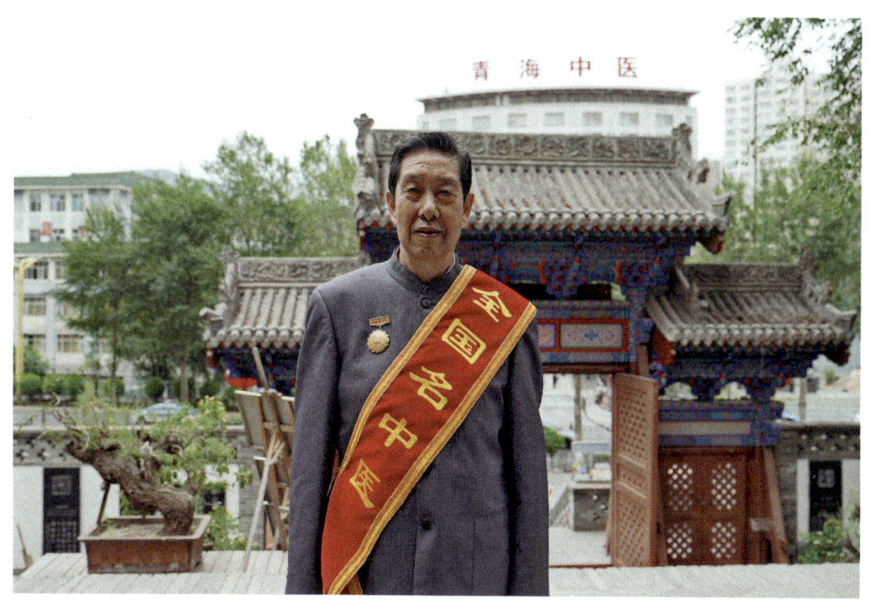

全国名中医邓尔禄先生

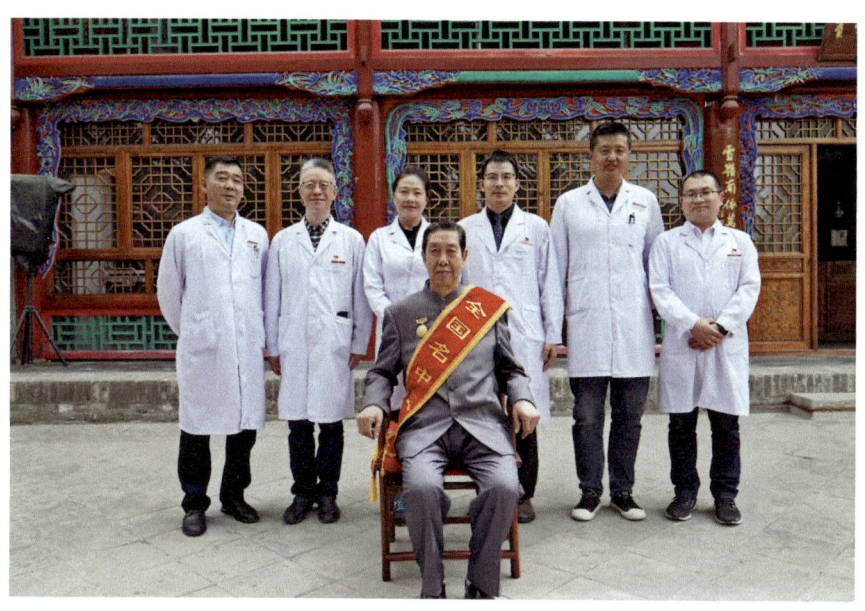

前排:邓尔禄
后排从左往右依次为:祁耀宇、林勋、邓颖、沈建武、韩斌、李振

序 言

邓尔禄先生,自幼便与中医结下不解之缘,深耕医林,博览群书,精通中医经典,理论与实践融合,形成了独具特色的高原中医诊疗思维与辨证论治特色。2022年7月底,我初到青海省中医院,便与先生结识,并有幸跟随先生临证抄方,学习先生长期临证所积累的宝贵诊疗经验。学习之余,我萌生了为先生整理临床经验并成书的想法,旨在让先生的学术思想得以广泛传播。著书之初,就得到了青海省中医院领导、邓老门生,以及一同来援青的北京、上海、天津的同事们的大力支持。在先生的指导下,大家探赜寻微,钩沉索隐,《全国名中医邓尔禄临证集验》一书得以顺利成稿,付梓在即。承蒙本书主审之一邓颖主任邀约,为本书作序,诚惶诚恐,惟愿将写作本书的初衷与各位读者分享。

邓尔禄先生一生致力于中医内科临床、教学与科研工作,岁月流转,唯一不变的是他对中医事业的执着与热爱。先生精通医理,博采众长,在长期的临床实践中,形成了独特的诊疗思维与辨治特色。先生擅长运用经方、时方,结合青海高原的气候条件对疾病证候的影响,诊治内科、妇科等常见病及疑难重症,积累了丰富的高原中医临床经验。先生的医术不仅在青海地区享有盛誉,更是在全国中医界享有崇高的地位,被授予"全国名中医""青海省医学首席专家"等荣誉称号,实至名归。

本书内容丰富,涵盖了邓尔禄先生的学术思想以及他在心系病、肺系病、脾胃病、肝胆病、肾系病、妇科病、气血津液病等方面的临床验方、经典医案和常用对药。每一章节都凝聚着先生的心血与智慧,每一则医案都彰显着先生的医术与仁心。在临床验方部分,先生毫无保留地分享了自己多年来积累的治疗各类疾病的方剂，为临床医生提供参考。在经典医案部分，详细记录了先生诊治的典型案例，从病因病机到辨证分型，从处方用药到治疗效果，详细阐述，让人受益匪浅。在常用对药部分，总结了先生常用的药物配伍，这些对药经过精心筛选，具有显著的疗效，为临床用药提供了有益的借鉴。

《全国名中医邓尔禄临证集验》一书的出版，是对邓尔禄先生临床经验的一次全面总结。我期待，本书能为广大中医临床工作者的诊疗实践提供参考，并能激励更多的年轻中医学子投身高原中医事业，传承和弘扬祖国传统医学。

最后，我要向邓尔禄先生表示最崇高的敬意和最衷心的感谢。感谢先生为中医事业所作出的杰出贡献，感谢先生毫无保留地将自己的经验与智慧分享给后学。在撰写本书的过程中，我深刻感受到了先生对中医事业的深厚情感与坚定信念，在青海高原的大地上，他用实际行动诠释了"大医精诚"的深刻内涵，为我们树立了光辉的榜样。

是为序。

上海市第五批援青干部人才、青海省中医院院长　林勋

2025 年 4 月

目 录

第一章 邓尔禄高原临证学术思想 / 1

第一节 邓尔禄从医小传 / 1

第二节 邓尔禄高原临证学术特长 / 3

第二章 临床验方 / 6

第一节 心系疾病 / 6

一、冠心病(胸痹) / 6

二、心律失常(心悸) / 12

三、病态窦房结综合征 / 15

四、风湿性心脏病(心痹) / 15

五、心悸心阳虚水肿 / 17

六、慢性心衰 / 18

七、高血压病 / 20

八、中风病 / 25

第二节 肺系疾病 / 27

一、老年咳喘 / 27

二、风寒咳嗽 / 29

三、慢性支气管炎 / 29

四、肺胀 / 34

五、肺结核(肺痨) / 36

六、肺气肿 / 39

　　七、支气管扩张症 / 40

　　八、呼吸暂停综合征 / 40

第三节　脾胃疾病 / 41

　　一、脾胃病（胃脘痛）/ 41

　　二、萎缩性胃炎 / 51

　　三、胆汁反流性胃炎 / 52

　　四、幽门螺杆菌感染性胃炎（胃脘痛）/ 52

　　五、腹痛 / 53

　　六、食管贲门失弛缓症 / 55

　　七、食管癌（噎膈）/ 56

　　八、食管炎 / 56

　　九、慢性结肠炎（泄泻）/ 57

　　十、便秘 / 57

第四节　肝胆疾病 / 59

　　一、肝硬化（积聚）/ 59

　　二、黄疸病 / 63

　　三、胆囊炎与胆石症 / 65

第五节　肾系疾病 / 66

　　一、尿路感染（淋证）/ 66

　　二、急性肾炎（水肿）/ 67

　　三、急慢性肾炎血尿（尿血）/ 67

　　四、肾炎蛋白尿（尿浊）/ 68

　　五、原发性肾病综合征 / 71

　　六、遗尿病 / 72

　　七、肾结石（石淋）/ 73

　　八、肾积水（水肿）/ 75

　　九、阳痿 / 76

第六节　妇科疾病 / 77

　　一、经行身痛 / 77

二、痛经 / 78
　　三、乳腺小叶增生症(乳癖) / 79
　　四、围绝经期综合征 / 80

第七节　气血津液疾病 / 81
　　一、梅核气 / 81
　　二、过敏性紫癜 / 81
　　三、失眠(不寐) / 83
　　四、颤震 / 83
　　五、白细胞减少症 / 85
　　六、自汗 / 86
　　七、糖尿病(消渴) / 87

第三章　经典医案 / 89
　　一、心悸验案 / 89
　　二、胸痹验案 / 95
　　三、真心痛验案 / 96
　　四、头痛验案 / 97
　　五、眩晕验案 / 101
　　六、神昏验案 / 105
　　七、咳嗽验案 / 108
　　八、喘证验案 / 114
　　九、肺胀验案 / 114
　　十、肺积验案 / 117
　　十一、悬饮验案 / 119
　　十二、郁病验案 / 120
　　十三、梅核气验案 / 125
　　十四、脏躁验案 / 126
　　十五、胁痛验案 / 127
　　十六、胃胀验案 / 129
　　十七、胃脘痛验案 / 132
　　十八、呃逆验案 / 133
　　十九、消渴验案 / 134

二十、胰瘅验案 / 135

二十一、便血验案 / 136

二十二、泄泻验案 / 138

二十三、水肿验案 / 139

二十四、尿浊验案 / 142

二十五、痹证验案 / 144

二十六、浊痹验案 / 145

二十七、郁热验案 / 146

二十八、紫癜病验案 / 147

二十九、虚劳验案 / 149

三十、月经后期验案 / 150

第四章 常用药对 / 152

一、白及与三七 / 152

二、白前与百部 / 152

三、白芍与柴胡 / 153

四、半夏与旋覆花 / 153

五、苍术与白术 / 154

六、苍术与黄柏 / 154

七、柴胡与黄芩 / 155

八、丹参与牡丹皮 / 155

九、丹参与三七 / 156

十、当归与肉苁蓉 / 156

十一、丁香与柿蒂 / 157

十二、杜仲与续断 / 157

十三、葛根与升麻 / 158

十四、桂枝与白芍 / 158

十五、海浮石与海金沙 / 158

十六、海浮石与旋覆花 / 159

十七、海藻与昆布 / 159

十八、滑石与甘草 / 160

十九、黄芪与防风 / 160

二十、藿香与佩兰 / 161

二十一、鸡内金与丹参 / 161

二十二、鸡内金与麦芽 / 162

二十三、僵蚕与地龙 / 162

二十四、金银花与连翘 / 163

二十五、荆芥与防风 / 163

二十六、龙骨与牡蛎 / 164

二十七、牛蒡子与连翘 / 165

二十八、女贞子与旱莲草 / 165

二十九、芡实与金樱子 / 165

三十、羌活与独活 / 166

三十一、秦艽与海桐皮 / 166

三十二、青蒿与鳖甲 / 167

三十三、全蝎与钩藤 / 167

三十四、肉豆蔻与补骨脂 / 168

三十五、肉桂与黄连 / 168

三十六、三棱与莪术 / 169

三十七、桑白皮与地骨皮 / 169

三十八、桑叶与菊花 / 170

三十九、苏梗与桔梗 / 170

四十、酸枣仁与柏子仁 / 171

四十一、葶苈子与大枣 / 171

四十二、香附与高良姜 / 172

四十三、旋覆花与代赭石 / 172

四十四、延胡索与川楝子 / 173

四十五、远志与石菖蒲 / 173

四十六、知母与黄柏 / 174

四十七、知母与石膏 / 174

四十八、枳壳与郁金 / 175

四十九、枳实与白术 / 175

五十、枳实与竹茹 / 176

五十一、麻黄与桂枝 / 176

五十二、桑叶与菊花 / 177

五十三、半枝莲与白花蛇舌草 / 177

五十四、木香与黄连 / 178

五十五、当归与川芎 / 179

五十六、蒲公英与五灵脂 / 179

五十七、桑白皮与地骨皮 / 180

五十八、苦杏仁与麻黄 / 180

五十九、苦杏仁与桔梗 / 181

六十、人参与黄芪 / 182

六十一、当归与熟地黄 / 182

六十二、枸杞子与菟丝子 / 183

六十三、黄连与黄芩 / 183

六十四、陈皮与半夏 / 184

六十五、黄连与吴茱萸 / 185

六十六、黄连与肉桂 / 185

六十七、木香与砂仁 / 186

六十八、桃仁与红花 / 187

第一章
邓尔禄高原临证学术思想

第一节 邓尔禄从医小传

邓尔禄，男，1943年9月出生，青海省湟中县（现湟中区）人。出身中医世家，祖孙四代，相传百年，是湟源县"兴义成"号邓氏中医第三代传人。全国名中医，青海省医学首席专家，首批青海名中医，全国第3～第7批名老中医药专家学术继承工作指导老师。曾任青海省中医院副院长、内科主任、主任医师，青海省中医药学会第七届理事会秘书长、第八届理事会副会长兼秘书长、第九届理事会副会长。为天津中医药大学硕士研究生导师、成都中医药大学硕士研究生导师。2003年被青海省卫生厅任命为全省"非典"防治领导小组专家成员、中藏医组专业组组长。2011年国家中医药管理局批准成立了邓尔禄全国名老中医专家传承工作室。

邓尔禄先生扎根青藏高原，从事中医内科临床教学和科研工作60余载，博览医籍，熟通医理，博采众长，医术精湛，在长期的临床实践中，集各家之长，形成了自己独特的诊疗思维和辨治特色。擅长运用经方、时方，结合青藏高原独特气候对疾病辨证的影响，在治疗心系病、肺系病、脾胃病、肝胆病、肾系病、妇科病、气血津液病等方面积累了丰富的高原中医临床经验。

时节如流，击鼓催征。邓尔禄先生作为青海省中医院内科主任、副院长，在医院发展建设期间，积极开拓创新，力求发展，将内科发展为呼吸科（肺病）、肾病科、心血管科、脑病科、消化科（脾胃科）、肝胆科、糖尿病科（内分泌）、血液肿瘤科、风湿科等科室，以学科发展为核心，着力提升诊疗水平能力，推动医院业务快速发展。

邓尔禄先生在担任青海省中医药学会第七届理事会秘书长、第八届理事会副会长兼秘书长、第九届理事会副会长期间，在省卫生厅、省科协和省中藏医药管理局的大力支持下，坚持正确的办会方针，充分发挥学术团体的桥梁作用,广泛开展多层次、多形式的学术交流会、专科专病学术会议和讲座等,涉及学科广、实用性强,不断提高学术活动质量,在推动青海省中医药科技进步方面发挥了积极作用,取得了显著成效,深受专业人员的好评。

他兼职学会工作多年来,组织省级医疗单位知名专家、教授,到各州县基层中医院开展学术讲座、举行大型义诊、推广适宜技术等;组织开展基层医院病房查房、疑难病讨论等,深受基层医务人员好评。不仅宣传了中医文化,而且提升了中医药在当地老百姓心中的影响力。学会连续十余年在西宁卫生职业技术学校每年举办一期全省乡村医生中医培训班,选派省级医院有丰富临床经验的中青年中医专家进行授课。通过培训,使学员初步奠定了较系统的中医临床基础,为基层医疗保健培训了中医人才,收到了良好的社会效益。

邓尔禄先生始终保持着对中医事业的热爱和敬畏之心,兢兢业业,潜心钻研,用独到的见解展示高原中医的独特魅力和显著疗效。培养了一批批热爱中医、具备专业素养的中医人才。通过他的不懈努力,让更多的学子对中医产生了浓厚的兴趣,不仅在学术上取得了显著的成就,还在实践中将中医的智慧和疗效带给了更多的人。

2002年"非典"疫情、2019年新型冠状病毒感染疫情,邓尔禄先生作为中医专家,面对严峻疫情,积极投身到抗击疫情工作中。他认为中国有悠久的、骄人的与瘟疫作斗争的历史,有其心目中至为敬仰的医圣张仲景,有吴有可、吴鞠通、叶天士和王孟英等与瘟疫作斗争的杰出医学者,他们分别征服了不同时期的传染病,并创有划时代的伤寒学说和温病学说,有《伤寒论》《瘟疫论》《温病条辨》等不朽医著。而今的时疫,中医药参与治疗疫情发挥了极大的作用,提高了治愈率,降低了死亡率,显示出了中医药的特色和优势。邓尔禄先生坚信中华民族的顽强精神与优良传统,一定可以在防治疫情上写下一笔重重的世界历史记录。

邓尔禄先生在1989年、1990年连续两次被评为青海省卫生厅"优秀共产党员";1993年被省直工委授予"青海省优秀党务工作者";连续十余年被评为青海省中医院"先进工作者""优秀党员""优秀党务工作者"。2018年青海省中医院建院60周年庆典时,荣获青海省中医院"杰出贡献专家奖"。2001年被中国中西医结合学会授予"中西医结合贡献奖"。2003年,经中华中医药学会第四次全国会员代表大会通过,邓尔禄先生被评为"先进学会干部"并予以表彰。

邓尔禄先生主持完成的第三次高原医学研究综合考察,被评定授予青海省科学技术进步奖三等奖;主持完成的第三次高原医学联合科研考察课题"不同海拔梯度中医征象观察",获青海省医药卫生科技奖二等奖;主持完成了省级科研项目"中西医结合辨证分型治疗慢性肺源性心脏病"的临床研究,获省卫生厅科技成果奖二等奖;主持完成了"中医药治疗高原急性呼吸道感染临床研究",获省科委科技成果证书;完成"参蛤平喘胶囊""参蛤河车胶囊"的新药研制并获科技成果证书。主编或主持出版临床专著《邓尔禄内科常见病症中医特色疗法经验集》《邓尔禄临证经验荟萃》,组织出版《青海省乡村中医手册》,在省级以上学术期刊发表论文40余篇。20余年来,邓尔禄先生不仅在临床实践中取得了卓越成就,还致力于传承教育,作为全国老中医药专家学术经验继承工作指导老师,培养了大批临床优秀人才,为青海中医药事业的传承和发展作出了突出贡献。

承岐黄薪火,扬中医文化。邓尔禄先生退休后仍扎扎实实工作在高原临床第一线,将毕生精力奉献给了自己热爱的高原中医药事业。如今依旧坚持每周4次名老中医专家门诊,临证时恪守医德、仁心仁术,态度和蔼认真、细心诊治,对患者进行健康养生知识宣教,患者及家属的满意度及预约就诊率不断增高,得到了广大群众的认可和赞誉。

第二节　邓尔禄高原临证学术特长

自20世纪80年代初,邓尔禄先生率先在青海开展了高原中医病理论研究和临床创新性研究工作。立足高原,根据青海低氧、寒冷的高原大陆性气候特点,多见清气不足、燥气偏盛、气虚血瘀等明显的中医辨证特点,发挥中医特色优势,在治疗急慢性肾炎、慢性肾衰、慢性支气管炎、慢性阻塞性肺疾病、肺心病、心律失常、萎缩性胃炎、肝胆病等内科疑难重症方面取得了优异成绩。

邓尔禄先生认为在肺心病急性发作期合并多脏器衰竭,难治性肺心病的诊治规律的研究方面,中西医结合治疗取得的疗效均优于单纯西医的治疗。肺心病以咳喘痰瘀水肿为其主症,起初病位在肺,久则累积心脾肾,后期病情重笃，五脏俱虚，是正虚邪实，虚实夹杂之证，气虚、痰浊、血瘀之证候表现较内地明显，缺氧及高黏滞血症程度较内地严重，多数有进行性加重，预后差的特点。在治疗上根据高原特点，重点突出温阳益气、养阴润燥、涤痰行瘀、佐以纠黏的治疗原则。

高原燥气偏盛，其特点是四季皆燥，以秋为甚。燥胜则干，轻则伤津耗阴，重则气液并伤，精血阴液受损，脏腑皆病。根据"燥者濡之"的原则，用药既要益气又不致过燥伤阴；患者多见血液黏稠度高，气虚血瘀之象突出，重点施以益气通络化瘀之法，纠正高黏滞血症。

邓尔禄先生在中西医结合治疗慢支肺、慢阻肺、肺心病及咳喘经验的基础上，对咳、喘、痰、瘀、虚的病理环节进行了深入探索，成功研制了温肾扶阳、补肾纳气、温散化饮、健脾化痰、益气行瘀、内病外治、内外合治、冬病夏治等系列方药；创制了慢阻通气胶囊、皂荚涤痰胶囊、冬病夏治三伏贴、咳喘膏穴位贴敷、参蛤纳气合剂、抗病毒合剂、参蛤河车胶囊、风寒感冒饮、风热感冒饮、加减柴胡饮、风寒咳嗽饮、风热咳嗽饮、温肺平喘合剂、清热化痰饮等院内自制制剂，临床疗效十分显著。

邓尔禄先生长期致力于中医肾病的研究，在肾脏病的临床研究方面取得了明显成效。目前国内外对慢性肾脏病的诊疗上尚缺乏理想的药物和方法。1988年在中国中医研究院"全国第二期中医研究生班"深造期间，跟师全国著名中医大家方药中教授、全国中医肾病专业委员会主任委员时振声教授的两年时间里，对中医药治疗慢性肾炎、肾病综合征、慢性肾衰竭等内科临床难治之症有了新的认识，受益匪浅。通过挖掘传统医学经验，独辟蹊径，摸索出了一套独特的治疗手段。采用中医辨证论治为主，辅以西药治疗，取得良好的治疗效果，延长了患者的寿命，减少了病死率，在保护肾功能，降低肌酐、血尿素氮，降低蛋白尿，提高免疫力，减少激素副作用等方面积累了丰富的临床经验。肾病综合征采用中药加激素或加免疫抑制剂的中西医结合多联疗法，疗效较好，优于单纯中药或西药激素治疗。在运用多联疗法的同时，合理运用益气温肾滋阴和活血化瘀化湿中药，可加快水肿消退及肌酐等代谢产物的排泄，能减少激素减撤过程中出现的反跳、复发等副作用。一患一方，辨证施治，内服外用，饮食调养，采用标本同治，清补兼施，扶正祛邪，平衡阴阳，综合施治，疗效显著。

邓尔禄先生根据高原肾脏病的不同证型,创制系列中药院内制剂,如肾炎灵胶囊、强肾丸、肾炎消蛋白Ⅰ、Ⅱ号方、肾炎血尿Ⅰ、Ⅱ号方;尿毒灵胶、温肾泄浊胶囊、温肾解毒胶囊、肾衰Ⅰ号胶囊、中药肾区离子导入Ⅰ、Ⅱ号方;中药结肠保留灌肠:肾衰Ⅰ号灌肠液、肾衰Ⅱ号灌肠液、清氮Ⅰ号方。诸法综合运用,对各类慢性肾炎、肾病综合征、慢性肾衰竭、肾积水等肾脏病疗效显著。有效消除浮肿,降低蛋白尿,降低血肌酐、尿素氮等体内毒素,保护肾功能,改善临床症状。克服长期服用激素所产生的副作用,尤其对血透患者可逐渐减少透析次数。2002年,青海省中医院肾病科被省卫生厅评为"全省中医肾病特色专科"并正式挂牌。

邓尔禄先生从20世纪70年代开始进行临床研究脾胃、肝胆系病,慢性萎缩性胃炎被认为是消化系统恶性肿瘤的癌前病变。邓尔禄先生深入探索了高原地区中医药诊治规律,摸索出了系列方药,使用中医药治疗肠上皮化生,尤其对不典型增生的治疗效果明显提高,并能使某些癌前病变发生逆转。自拟健脾养胃汤治疗慢性萎缩性胃炎临床204例,治疗前后胃镜胃黏膜活检对照有效率为88%;治疗腺体萎缩,由44.4%转变为17.1%。表明胃黏膜腺体萎缩的病理改变部分是可逆的,肠上皮化生治疗亦取得了良好效果。

在肝病的治疗上,邓尔禄先生对黄疸、肝硬化腹水、乙肝进行了临床探索,遵照肝病湿热、郁、痰毒的发展过程,认识到肝硬化的病因有三:一是情志抑郁,肝气郁结;二是酒食不节,嗜酒过度;三是感染邪毒,久入肝络。邓尔禄先生认为肝硬化基本病机是浊毒内蕴,气滞血瘀,毒入肝络而肝气郁结,络脉阻塞,水湿内停,血瘀肝硬,损及肝肾是本病的基本病理变化。因此,治疗本病以采取化浊解毒为主,兼以疏肝、祛瘀、利水、健脾补虚之法合用。邓尔禄先生创制软缩肝脾,调节人体蛋白比例和治疗乙肝的系列方药,提高了肝硬化和肝硬化腹水中前期患者的治疗效果,患者临床症状改善较快。乙肝病毒血清标志物转阴率高,消除腹水、退黄疸快,在改善和恢复肝功能、增加免疫功能等方面显示出中医药的明显优势。

"以千年智慧为根,以独特医术为魂,以传承创新为翼",邓尔禄先生一直努力让中医这颗承载着深厚文化底蕴和独特智慧的明珠,在高原中医领域中焕发出了更加璀璨的光芒。

第二章 临床验方

第一节 心系疾病

一、冠心病(胸痹)

治冠心病方一

组成：黄芪 30 克,红参 10 克,丹参 20 克,川芎 10 克,赤芍 12 克,当归 10 克,红花 10 克,玄胡 10 克,桂枝 12 克,郁金 12 克。水煎服,每日 1 剂,分早、晚两次餐后温服;或加量为末,每次 6～12 克,每日 3～4 次。

功效：益气活血,宣痹通阳。

主治：冠心病心绞痛辨证属气虚血瘀。症见胸闷,头昏,心悸,气短。典型心绞痛为心前区或胸骨后阵发性绞痛或钝痛,有压迫感或窒息感,痛可向左肩左手等处放射,疼痛时间短暂(30 秒～30 分钟),严重者面色苍白,大量出汗,肢体麻木。亦有不典型和变异型的发作。舌紫暗有瘀斑。

方解：《类证治裁·胸痹》云："胸痹,胸中阳微不运,久则阴乘阳位,而为痹结也。其症胸满喘息,短气不利,痛引心背。"治当分清标本缓急,以补为主,通补结合。方中重用黄芪、红参补气,黄芪补气升阳,生津养血;红参能够益气摄血,即增强气的固摄作用,防止血液妄行,两药相合,营卫密固,气血相合,胸闷、气短、乏力、汗出等症状随之缓解。丹参、川芎、赤芍、当归、红花共奏补气活血之功。桂枝温通经脉,助阳化气,与其他活血药材配合,增强通经活络的效果。郁金、玄胡行气解郁,缓急止痛,有助于缓解气血瘀滞引起的疼痛。上药合用,共奏益气活血,宣痹通阳之效。

治冠心病方二

组成：葛根 150 克,红花 100 克,三七 100 克,黄芪 200 克,红参 100 克,

水蛭50克,血竭50克,琥珀50克。共为细末,每服3克,每日2次。

功效:益气活血,宣通心络。

主治:冠心病心绞痛辨证属气虚血瘀。症见胸闷,头昏,心悸,气短,舌胖大有瘀斑,脉弦涩。本方为经汤药调治后缓调之方。

方解:方中红花、三七、水蛭、血竭共同作用,通过不同的途径消除瘀血,改善血液循环,《医学衷中参西录》云:"水蛭为其味咸,故善入血分;为其原为噬血之物,故善破血;为其气腐,其气味与瘀血相感召,不与新血相感召,故但破瘀血而不伤新血。"《丹房鉴源》云:"血竭,禀于荧惑之气,生于汤石之阴,其色赤像火而味咸,则得阴气也。气薄味厚,阴也,降也。入足厥阴,手少阴经。甘主补,咸主消,散瘀血,生新血之要药。故主破积血,金疮止痛生肉。主五脏邪气者,即邪热气也。"二药相合,可驱久瘀血而不伤元气分,加红花、三七以增活血散瘀通经之功。黄芪、红参相互配合,既补气又助血行,尤其适用于气虚血瘀之证。葛根、琥珀的加入,有助于疏通经络,减轻由瘀血引起的疼痛。全方制以散剂,看似总量虽大,实则每服剂量较小,颇有"峻药缓图"之妙。本方通过补气养血、活血化瘀、通络止痛,全面调理身体功能,改善因瘀血阻络引起的各种症状。

治冠心病方三

组成:全瓜蒌30克,薤白12克,枳实10克,桂枝12克,半夏10克,降香12克,桔梗10克,附片15克,丹参30克。水煎服,每日1剂,分早、晚两次餐后温服。

功效:通阳泄浊,豁痰开结。

主治:冠心病辨证属阳虚寒凝、痰浊内阻、心阳不宣。症见胸闷如窒而痛,痛引肩背,体胖痰多,气短喘促,苔浊腻,脉滑。

方解:本方由瓜蒌薤白半夏汤和枳实薤白桂枝汤化裁加减而成,张仲景在《金匮要略》中提出了胸痹心痛的病因病机"阳微阴弦",即阳气虚弱,阴寒痰湿停滞,阻塞心脉,通常表现为胸痛彻背、心痛难忍。瓜蒌薤白半夏汤和枳实薤白桂枝汤均为这一核心病机而创立。本方利用瓜蒌、薤白和半夏的核心组合,达到宽胸涤痰,通阳散结的目的;通过枳实和桂枝,进一步加强行气化痰,温阳散寒之效;最后,加入降香、桔梗、附片和丹参,分别针对气滞血瘀、痰浊阻滞以及心阳不足等问题，进行全面调理。

加减：肥人多痰湿，心绞痛病人多肥胖，故常加川贝、胆星以化痰；有血瘀症，如舌质青紫脉涩，则加重活血化瘀之品，常加桃仁、红花之类。

治冠心病方四

组成：瓜蒌 30 克，高丽参 6 克，薤白 10 克，半夏 10 克，当归 10 克，赤芍 12 克，桔梗 6 克，川芎 10 克，红花 10 克，枳壳 12 克，桃仁 10 克，丹参 20 克，柴胡 10 克。水煎服，每日 1 剂，分早、晚两次餐后温服。

功效：温阳益气，活血化瘀。

主治：冠心病辨证属心血瘀阻。症见胸部刺痛，固定不移，心悸胸闷，舌紫暗或有瘀斑，脉弦涩。

方解：本方由瓜蒌薤白半夏汤和血府逐瘀汤化裁加减而成，《金匮要略》云："胸痹不得卧，心痛彻背者，瓜蒌薤白半夏汤主之。"方中瓜蒌、薤白、半夏为瓜蒌薤白半夏汤的核心成分，主要用于通阳散结、祛痰宽胸。瓜蒌清热化痰，宽胸散结；薤白辛温通阳，豁痰下气；半夏辛散消痞，化痰散结。当归、赤芍、川芎、红花、桃仁、丹参共奏活血化瘀之效。当归补血活血，赤芍清热凉血、散瘀止痛；川芎活血行气、祛风止痛；红花活血通经、散瘀止痛；桃仁活血祛瘀、润肠通便；丹参活血祛瘀、通经止痛、清心除烦。桔梗、枳壳、柴胡能化痰行气止痛、温阳化痰。全方在宽胸散结的基础上，活血与行气相伍，既行血分瘀滞，又解气分郁结；祛瘀与养血同施，则活血而无耗血之虑，行气又无伤阴之弊；升降兼顾，既能升达清阳，又可降泄下行，使气血和调。

治冠心病方五

组成：人参 10 克，附片 10 克（先煎），生黄芪 30 克，桂枝 15 克，白芍 15 克，川芎 10 克，生甘草 12 克，淫羊藿 15 克，菟丝子 15 克，巴戟天 12 克。水煎服，每日 1 剂，分早、晚两次餐后温服。

功效：温阳散寒，通脉止痛。

主治：冠心病辨证属阳虚寒凝。症见胸痛剧烈，或绞痛，或感寒而发，或感寒痛甚，起病急剧为特点，常在夜间或感受寒邪时发作，平素畏寒肢冷，体乏无力，腰膝酸软，大便溏薄，小便清长，胸闷气短，舌淡或紫暗苔白，脉沉迟或弦紧等。

方解：本方由附子汤加减而成，重在温阳散寒通脉。张仲景《伤寒论》云："少阴病，身体痛，手足寒，骨节痛，脉沉者，附子汤主之。"方中人参益气固脱，生津安神，附片回阳救逆，补火助阳；黄芪益气固表，利水排毒；桂枝发汗解表，温通经脉；白芍养血敛阴，柔肝止痛，以减附片之悍；川芎活血行气，祛风止痛，川芎被称为"血中之气药"，善于活血化瘀；生甘草补脾益气，清热解毒；淫羊藿、菟丝子补肾益精，养肝明目；巴戟天补肾阳，强筋骨。本方通过人参、附片、生黄芪、桂枝等有效提升心肾阳气，增强体质，改善气虚乏力、畏寒肢冷等症状。川芎、生甘草、淫羊藿能活血化瘀，疏通经络，改善血液循环，用以减轻心绞痛、胸闷等症状。菟丝子、巴戟天能补肾壮阳，强筋骨，可改善腰膝酸软、性功能低下等问题，同时也有助于整体的免疫功能提升。全方温养结合，气血同调，补而不滞，兼顾补养肾之精血，共奏温阳散寒、通脉止痛之功。

加减：若见腰酸腿软、小便清长、畏寒肢冷、舌淡胖脉沉迟等肾阳虚甚者，加熟地配附片以阴中求阳；若兼脘腹胀满、便溏纳呆等脾阳虚甚者，加干姜、砂仁、香附温中化滞；若以胸闷为主，感寒诱发者，多为心阳不宣，气血凝滞，加瓜蒌、薤白通阳宣痹；若胸憋闷刺痛，为心血瘀阻，加赤芍、降香、红花活血通络止痛。

治冠心病方六

组成：人参10克（一般气虚者用党参，元气衰者用人参，气阴两虚者用太子参或西洋参），黄芪30克，炙甘草10克，麦冬12克，五味子10克，白术12克，当归10克，玉竹15克，黄精15克。水煎服，每日1剂，分早、晚两次餐后温服。

功效：益气养心，活血通络。

主治：冠心病辨证属气阴两虚。胸痹日久，其症以胸闷隐痛，时作时休，气促脉微为特点，伴见心悸气短，头晕目眩，短气自汗，失眠多梦，舌淡少苔。多由于素体心阴亏虚，或劳心过度，或年高耗精，或发病日久，心脉失养而致。

方解：本方用生脉散加减而成。仲景治伤寒，有通脉、复脉二法。一挽坎阳之外亡，一清相火之内炽也。生脉散，本复脉立法。外无寒，故不用姜、桂之辛散；热伤无形之气，未伤有形之血，故不用地黄、阿胶、麻仁、大枣，且不令其泥膈而滞脉道也；心主脉而苦缓，急食酸以收之，故加五味矣，四药配合，共奏益气复脉、养阴生津之功效，可明显改善神疲乏力、气短懒言、多汗等耗气伤阴的症状。方中黄芪、人参、炙甘草补气，麦冬、玉竹、黄精合用，共奏补气养阴之功，适用于气阴两虚的症状。白术、炙甘草、黄芪、人参合用，可增强脾胃功能，提高身体的气血生化能力。麦冬、玉竹功能养阴生津，清心润燥，可改善心悸、自汗等症。五味子、黄精可滋肾宁心，适用于心悸、失眠等症状。当归具有补血活血的功效，适用于血虚血瘀的症状。

加减：胸刺痛加郁金、丹参化瘀通脉止痛；脉结代合炙甘草汤以益气养血，滋阴复脉；阴虚偏重可择加枸杞、沙参、生地、旱莲草、女贞子。

治冠心病方七

组成：附片12克（先煎），桂枝15克，茯苓15克，白术15克，生姜10克，白芍12克，丹参30克，黄芪30克。水煎服，每日1剂，分早、晚两次餐后温服。

功效：温阳强心，扶肾利水。

主治：冠心病辨证属心肾阳虚、阳虚水泛。其症以心痛肢寒，下肢浮肿甚或一身悉肿的"心水症"为特征。

方解：本方用真武汤加减而成，《伤寒论》云："少阴病，二三日不已，至四五日，腹痛、小便不利，四肢沉重疼痛，自下利者，此为有水气，其人或咳，或小便利，或下利，或呕者，真武汤主之。"提出在少阴四逆的基础上出现腹痛、小便不利四肢沉重疼痛等，病机关键为少阴阳虚，水气泛滥，治用真武汤加减。方中附片和桂枝均能温阳散寒，附片侧重于止痛，桂枝侧重于祛风除湿和温经散寒。茯苓利水渗湿，白术健脾益气，两者合用可以增强健脾利水的效果，生姜解表散寒，温中止呕，有助于驱散寒邪。白芍养血调经，平肝止痛，与桂枝等药配伍可以调和营卫。丹参活血祛瘀，通经止痛，能够改善血液循环。黄芪补气升阳，固表止汗，有助于增强机体的抵抗力。

加减：肿甚加猪苓、泽泻、车前子利水消肿；瘀甚发绀明显加桃仁、红花、泽兰活血利水；肢寒加肉桂、淫羊藿温运肾阳；心痛甚加玄胡、薤白以宣通止痛。

治冠心病方八

组成：柴胡 12 克，郁金 12 克，白芍 15 克，川芎 10 克，香附 12 克，川楝子 12 克，玄胡 10 克，陈皮 10 克，防风 10 克，荷叶 10 克，葛根 15 克，丹参 15 克。水煎服，每日 1 剂，分早、晚两次餐后温服。

功效：疏肝解郁，升阳解痉。

主治：冠心病辨证属肝气郁结。有许多冠心病发作时疼痛除表现为胸前憋痛外，多向胁肋放射，痛及后背肩胛以至手臂，且多由于情绪变化而引发，《灵枢经》有"肝心痛"之称。郁怒伤肝，肝气不舒，则血脉不和。其症多在清晨 5 时至 7 时或情绪波动而发，症状不典型，但发作却较频繁，常见胸闷重而痛轻，时作时休，善太息，两胁不舒，脉弦紧等。

方解：肝主疏泄，性喜条达，其经脉布胁肋循少腹。若情志不遂，木失条达，则致肝气郁结，经气不利，故见胁肋疼痛，胸闷，脘腹胀满；肝失疏泄，则情志抑郁易怒，善太息；脉弦为肝郁不舒之征。遵《内经》"木郁达之"之旨，治宜疏肝理气之法。用柴胡疏肝散加减治疗。方中柴胡、郁金、香附、白芍协同作用，能疏肝理气，柔肝止痛，可有效缓解情志抑郁，疏解肝气郁结。川芎、玄胡、丹参组合，能够行气活血，化瘀止痛，改善血液循环，使"通则不痛"。川楝子、陈皮、枳壳配伍，能够理气健脾，消除气滞，缓解疼痛。荷叶、葛根能够祛风除湿，通络升阳，疏肝之中加风药，取风药升阳，助肝胆升发春生之气，以利气血布达，使心脉挛急得舒，帮助整体功能恢复。全方以疏肝理气为主，疏肝之中兼以养肝，理气之中兼以和胃止痛，并以除湿升阳，解痉止痛。

加减：若兼湿阻加藿香、佩兰芳香化浊。

治冠心病方九

组成：党参 12 克，黄芪 30 克，杏仁 10 克，百部 12 克，前胡 10 克，葛根 12 克，桔梗 12 克，麦冬 12 克，紫菀 12 克，香附 12 克。水煎服，每日 1 剂，分早、晚两次餐后温服。

功效：宣肃肺气，理气宽胸，益气养心。

主治：冠心病辨证属肺失宣肃。症见胸闷气喘，心悸乏力，甚则动则喘息，入夜不能平卧等。

方解：心肺同居胸中，一主气，一主血，二者相辅相成。宗气聚于胸中，经肺气的宣发以贯心脉，推动气血的运行；肺输布津气入于心脉，则变化而赤为血，血脉得荣。若肺失宣肃，则会出现胸闷气喘、心悸乏力，甚则动则喘息，入夜不能平卧等。这是冠心病出现慢性心衰时常见的症状。方中党参补气力强，黄芪健脾固表，两者合用可增强机体的抵抗力，提高新陈代谢功能，一表一里、一阴一阳，相互为用，其功益彰，共奏扶正补气之功。对脾肺气阴两虚的体质有较好的调节作用。杏仁兼能润肠通便，前胡降气化痰，百部润肺止咳，桔梗宣肺利咽，四者合用，功能止咳化痰，宣肺平喘。麦冬滋阴润肺，紫菀化痰止咳，两者合用，可增强润肺止咳的效果，适用于肺燥干咳、虚劳咳嗽等症状。葛根解肌退热，生津止渴，可缓解发热、口渴等症状。香附疏肝解郁，理气宽中，《本草求真》云："香附专入肝，兼入三焦。辛苦微甘，气平。为足厥阴肝、手少阳三焦气分主药，兼通十二经气分。"故可缓解因情绪波动引发的胸痛症状。诸药合用，共奏宣肃肺气，理气宽胸，益气养心之效。

加减：低热盗汗加麦冬、沙参、五味子；喘息不宁加桑白皮、半夏、橘络；喘而汗出、戴阳于上加补骨脂、附片以补肾纳气。

二、心律失常（心悸）

治心律失常方一

组成：红参 10 克，牡蛎 30 克，龙骨 30 克，附片 10 克，桂枝 15 克，黄芪 30 克，白芍 15 克，附片 10 克，炙甘草 12 克。水煎服，每日 1 剂，分早、晚两次餐后温服。

功效：温补心阳，安神定志。

主治：心脏病引发的心律失常辨证属心阳不振。症见心悸不安，胸闷气短，面苍肢冷，舌淡脉沉，或迟、结、代。

方解：《素问·灵兰秘典论》云："心者，君主之官也，神明出焉……心动则五藏六府皆摇。"故方中红参补气生津，安神益智，为君药，旨在补气以生血，安神以定志；牡蛎、龙骨潜阳补阴，重镇安神，软坚散结，为臣药，助红参安神定志、潜阳补阴；附片回阳救逆，补火助阳，散寒止痛，为佐药，增强全方温阳散寒之力；桂枝发汗解肌，温通经脉，助阳化气，为佐药，以助附片温通经脉,助阳化气;黄芪补气升阳,固表止汗,利水消肿,为佐药,以固表止汗,增强补气之力;白芍养血调经,敛阴止汗,柔肝止痛,为佐药,以调和营卫,敛阴止汗;炙甘草补脾和胃,益气复脉,取仲景炙甘草汤治疗"心动悸"之妙,为佐使药,以调和诸药,增强补脾和胃之功。本方适用于气血不足,心神不宁,阳虚寒凝,营卫不和等证。

加减:兼喘咳浮肿加猪苓、茯苓、白术等以利水渗湿。

治心律失常方二

组成:玉竹30克,黄精30克,麦冬15克,天冬12克,酸枣仁30克,生地20克,沙参20克,玄参12克,苦参15克,党参15克,五味子15克,炙甘草12克,当归10克,丹参15克。水煎服,每日1剂,分早、晚两次餐后温服。

功效:滋阴清火,养心安神。

主治:心脏病引发的心律失常。辨证属心阴不足。症见心悸不安手足心热,舌红少苔,脉细数,呈心阴亏虚,阴虚火旺。

方解:方中玉竹、黄精、麦冬、天冬、沙参合用,协同增强养阴生津之效。玉竹和黄精既能补气又能养阴,麦冬和天冬入肺、肾两经,有助于滋阴降火,润燥止咳,沙参增强了清肺养阴之效。生地、酸枣仁、丹参、玄参合用,能清热凉血,滋阴生津,尤其适用于内热旺盛导致的心悸、烦躁等不适。生地、丹参尤擅清心除烦、凉血活血,辅以玄参则能清热养阴,酸枣仁养心安神又有润肠通便之效,可助清除体内积热。五味子可收敛肺气,补肾宁心,生地、丹参、酸枣仁、五味子合用,共奏清心除烦、滋肾宁心之效。黄精、党参、炙甘草相伍,能补中益气,滋补脾肺,从而增强免疫力。丹参有"血中之圣药"的美誉,既能活血化瘀,又能清心除烦;当归补血活血,二者相辅相成,效果显著。苦参能清热燥湿,可加强清心火之效。诸药合用,共奏气阴双补,清热除烦,安神养心,活血化瘀之效,旨在通过调节身体的整体状态,达到治病强身的目的。尤其适用于气阴两虚、内热旺盛、心神不宁之证。

加减:兼五心烦热加合欢花、黄柏、知母;失眠加柏子仁。

治心律失常方三

组成:红参15克,麦冬15克,桂枝15克,丹参30克,生地30克,炙甘草

15克,酸枣仁30克,火麻仁12克,阿胶10克(烊兑),红枣30克,玉竹30克。水煎服,每日1剂,分早、晚两次餐后温服。

功效：益气温阳、滋阴养血。

主治：心脏病引发的心律失常辨证属阴阳两虚。症见心动悸,脉结代。

方解：方中红参味甘、微苦,性微温,归肺、脾、心经,有大补元气、补脾益肺、益气摄血、安神益智之效。地黄滋阴养血,《名医别录》谓地黄"补五脏内伤不足,通血脉,益气力",两者俱为君药。配伍丹参以活血祛瘀,通经止痛,清心除烦,《妇人明理论》："丹参者,参中之亦补亦泻之品也,一味丹参,功同四物,此之谓也。"炙甘草、大枣可养心健脾,配合红参以滋气血生化之源。阿胶擅长补血滋阴,润肺止血,为补血之要药;麦冬、麻仁滋心阴,养心血,充血脉;酸枣仁能养心阴,益肝血而宁心安神;玉竹入心、肾、肺、肝、脾五脏,补中益气,生津除烦,能加强养阴之功,俱为臣药。佐以桂枝辛行温通,温心阳,通血脉,诸厚味滋腻之品得桂则滋而不腻。全方养阴之中兼以补心气,养心阳,使补而不滞,滋而不腻,阴阳相互滋生,共奏滋阴养血,益气温阳,复脉定悸之功。

加减：虚热较重者,甚至火旺者,红参改为西洋参,酌加知母、黄柏以滋阴降火。

◎ 治心律失常方四

组成：炙甘草15克,桂枝15克,麦冬20克,生晒参16克,丹参16克,生地30克,柏子仁15克,炒酸枣仁30克,当归13克,茯苓16克,大枣16枚,生姜3片,阿胶16克(烊兑),黄酒3两。水煎服,每日1剂,分早、晚两次餐后温服。

功效：益气养血,滋阴复脉,宁心安神。

主治：心脏病、神经症等引发的心律失常辨证属气血两虚、心脾失养,兼有瘀热。症见心悸怔忡,虚烦失眠,脉结代或细弱。

方解：方中生晒参、炙甘草、生地益气滋阴为君,奠定复脉之基;麦冬、阿胶、丹参、酸枣仁等养血安神为臣,兼顾化瘀清热;桂枝、生姜温阳通脉为佐,防阴药凝滞;茯苓、大枣健脾和中,黄酒引药入血分。全方气血双补,寒温并用,滋而不腻,通而不燥,共奏益气养血、复脉定悸之效。

加减：气虚甚者,生晒参易为红参,加黄芪 30 克,增强补气之力;血虚明显者加熟地 20 克、白芍 15 克,加强养血柔肝;瘀血较重者加川芎 10 克、红花 6 克,活血通络;虚热内扰者加知母 10 克、玄参 15 克,滋阴降火。痰湿阻滞者加法半夏 12 克、陈皮 10 克,化痰和中;失眠严重者加远志 10 克、夜交藤 30 克,安神定志。

三、病态窦房结综合征

组成：桂枝 15 克,附片 12 克,人参 10 克,淫羊藿 12 克,黄芪 30 克,黄精 30 克,丹参 30 克,细辛 6 克,麻黄 6 克,炙甘草 10 克,薤白 12 克。水煎服,每日 1 剂,分早、晚两次餐后温服。

功效：温运气血,扶助心阳。

主治：病态窦房结综合征辨证属心肾阳虚、心阳不运。症见心动过缓,心律快慢交替,脉迟或结代,心悸怔忡,头晕乏力,胸闷气短。

方解：方中人参、黄芪、炙甘草补气,增强机体的抵抗力和恢复能力;附片、淫羊藿补肾阳,增强机体的阳气,改善阳虚症状;桂枝、麻黄、细辛温通经脉,促进血液循环,改善心阳不足之症。李时珍《本草纲目》云"丹参色赤味苦,气平而降,阴中之阳也。入手少阴、厥阴经。心与包络血分药也。"故用丹参活血祛瘀,改善心脏血液运行;黄精补气养阴,可滋养身体的阴液,平衡阴阳;薤白通阳散结,行气导滞,能缓解胸闷、胸痛等症状。该方剂综合了温阳、益气、滋阴、养血、通阳、行气等多种功效,适用于治疗心肾阳虚、心阳不运所致的脉象迟滞结代、心悸怔忡、胸闷气短等症状。

加减：血瘀偏重心胸刺痛加桃仁、红花、延胡索;偏痰湿胸闷加紫菀、贝母;苔白腻加瓜蒌、法半夏;阴阳两虚加玉竹、五味子。

四、风湿性心脏病(心痹)

治风湿性心脏病方一

组成：红参 15 克,黄芪 30 克,桂枝 15 克,丹参 30 克,桃仁 10 克,炙甘草 10 克,苏木 10 克,附子 10 克,白术 12 克,茯苓 24 克,秦艽 15 克,玉竹 15 克。

水煎服,每日1剂,分早、晚两次餐后温服。

功效：益气温阳,通脉治痹。

主治：风湿性心脏病(心痹)辨证属心阳不足、血脉痹阻。症见心悸怔忡,胸闷气短,咳喘咯血,痹痛水肿等。

方解：《灵枢·百病始生》云"风雨寒热,不得虚,邪不能独伤人"。机体气营本虚,则卫外不固,外邪易侵,内舍于心,心痹乃成;邪气反复,浸淫血脉,耗气伤营,虚者愈虚,心失所养。临床症见心悸怔忡等心神不安表现。再者,脾胃为气血生化之源,脾气旺盛,心血得以生化,且其运行亦依赖于心气推动与脾之统摄。本方由多种中药相伍而成,主要用于治疗心阳不足之心痹。方中红参和黄芪具有益气扶正的作用,能够增强机体的抵抗力和修复能力;白术和茯苓能够健脾助运,增强脾胃的运化功能,有助于水湿的代谢和排除;附子和桂枝则起到温阳强心的作用,有助于恢复心脏的正常功能;丹参、桃仁和苏木具有活血通脉的功效,能够改善心脏的血液循环,减轻心脏负担;秦艽可以祛风通络,缓解风寒之邪阻络引起的痹痛症状;玉竹具有滋阴强心的作用,能够滋养心脏,缓解心脏的阴虚症状;炙甘草在方剂中起到补中兼通的作用,既能补益中气,又能调和诸药。

加减：心悸甚加龙骨、牡蛎、枣仁;咳逆喘促(肺失肃降)加杏仁、桑白皮;咳逆喘促(肾不纳气)加补骨脂、蛤蚧;咯血多加三七;阴虚证象明显加麦冬、生地、五味子;水肿甚加葶苈子、泽兰、益母草;肢体痹痛加防风、威灵仙、桑寄生;脘痞胀满加香附、枳壳、砂仁。

治风湿性心脏病方二

组成：太子参30克,白术15克,云茯苓15克,甘草5克,桃仁10克,红花5克,丹参30克,鸡血藤24克,桑寄生30克。水煎服,每日1剂,分早、晚两次餐后温服。

功效：益气活血。

主治：风湿性心脏病(心痹)辨证属心肺亏虚、气虚血瘀。症见体倦乏力,心悸怔忡,活动耐力下降,肢体关节隐痛。

方解：心气不足,鼓动无力,加之风寒湿邪搏结于血脉,血行涩滞,久而成瘀。肺为水之上源,朝百脉,助心行血,心主血脉,血为气之母,血至气亦至,若心脉痹阻,血行异常,则气无所依附而涣散不收,肺宣肃失司,从而导致心肺亏虚,气虚血瘀之候。方中太子参益气养阴,补脾肺肾;白术健脾益气,燥湿利水;云茯苓利水渗湿,健脾宁心;甘草补脾益气,缓急止痛,调和诸药;桃仁活血祛瘀,润肠通便;红花活血通经,散瘀止痛;丹参活血祛瘀,通经止痛,清心除烦;鸡血藤活血补血,调经止痛,舒筋活络;桑寄生祛风湿,补肝肾,强筋骨。本方以太子参、白术、云茯苓、甘草为基础,旨在益气健脾,助中焦宗气生成,灌心脉以推动心血运行;桃仁、红花、丹参、鸡血藤则能活血祛瘀,通络止痛;桑寄生能补肝肾,强筋骨。诸药合用,共奏益气养心,活血通络之效。

加减:肢冷畏寒、面黯汗泄加桂枝、熟附子;汗出如注重用黄芪,并用煅龙骨、煅牡蛎敛汗;心悸心烦、夜卧不安、颧红燥热加生脉散、沙参、玉竹、生地、女贞子、旱莲草;面色晦暗、唇甲发绀,或胁下积块,或咯血,或舌青紫加当归、川芎、威灵仙,此三味合桃仁、红花为桃红饮,有活血祛瘀,祛风通痹之效;肢肿身重加五苓散或五皮饮。

五、心悸心阳虚水肿

组成:红参15克,黄芪30克,附子10克,白术20克,茯苓30克,桂枝15克,丹参30克,防己10克,炙甘草10克,泽泻20克,当归10克。水煎服,每日1剂,分早、晚两次餐后温服。

功效:温阳益气,通阳利水。

主治:心悸辨证属阳虚水泛肿满;临床可见于风心病心力衰竭。症见心悸气短,动辄加剧,胸闷喘促,汗多畏寒,下肢高度水肿等。

方解:本病以本虚表实为基,其根为虚,早期本虚表现为气虚,"左乳之下,其动应衣,宗气泄也。""虚劳惊悸者,心气不足,心下有停水也。"都表明心气亏虚是导致心衰的原因。华佗《中藏经》云:"心有水气,则身肿不得卧,烦躁。"心阳虚而水气盛,饮留体内,水饮上泛凌心而出现心烦征象。方中红参和黄芪补气,增强机体的抵抗力和恢复能力;附子温阳散寒,尤其适用于心阳不足之证;白术和茯苓健脾利水;桂枝助阳化气,促进气血的运行;丹参和防己活血祛瘀,适用于血瘀引起的疼痛和不适;炙甘草和泽泻调和药性,利水泄热,帮助清除体内的湿热;当归补血活血。诸药合用,共奏温阳益气,活血利水之效。

六、慢性心衰

治慢性心衰方一

组成：红参15克,五味子15克,麦冬10克,黄芪20克,防己30克,葶苈子30克,附片10克,茯苓10克,白术10克,赤芍10克,丹参20克,五加皮10克,泽泻12克。水煎服,每日1剂,分早、晚两次餐后温服。

功效：益气阴,温肾阳,泻肺行水。

主治：慢性心功能不全辨证属气血阴阳两虚、气逆水肿。症见喘促不能平卧、胸闷、气短、尿少、足肿等。

方解：心衰病气虚日久导致阳气受损,出现畏寒、胸闷症状,进一步损伤阴气,最终形成阴阳两虚。瘀血为实,兼痰浊、水饮、气滞。气为血之帅,由于人身气机周流不畅导致瘀血,津液溢于脉外促使水液潴留产生水饮。本方核心组方为生脉散,方中红参大补元气,益气生津,复脉固脱,用于气虚欲脱、肢冷脉微、气不摄血等症;麦冬养阴生津,润肺清心。五味子收敛肺气,滋肾生津,益气生津,宁嗽定喘,红参、麦冬、五味子三味为本方核心,有补充元气、养阴生津、复脉固脱之效。黄芪补气固表,利水消肿。附片温中散寒,补火助阳,对于命门火衰所致的肢冷体倦、阳虚诸症尤为适用。茯苓健脾益气,利水渗湿,安心宁神。茯苓与黄芪配伍,既增强了黄芪的补气效果,又增加了利水消肿的作用。泽泻利水渗湿,清热泻火。白术健脾燥湿,利水消肿。防己利水消肿,祛风胜湿止痛。葶苈子泻肺平喘,利水消肿。五加皮祛风湿,补肝肾,强筋骨,利水。泽泻、白术、防己、葶苈子、五加皮共用,尤擅利水消肿,健脾益气。赤芍清热凉血,散瘀止痛,适用于血热、瘀血阻滞诸症。丹参活血化瘀,凉血消痈,安神。诸药合用,共奏益气温阳,利水消肿之效。

治慢性心衰方二

组成：红参15克,桂枝30克,干姜15克,黄芪50克,当归10克,葶苈子30克,附片30克,茯苓30克,红花10克,桃仁10克,丹参20克,甘草12克。水煎服,每日1剂,分早、晚两次餐后温服。

功效：益气温阳，活血通脉，利尿行水。

主治：心力衰竭辨证属气阳两虚、血瘀痰湿凝滞。症见发绀胸闷，气短喘促，咳唾大量痰涎，心悸不得卧，水肿尿少，肢端不温等。

方解：心脏作为人体"君主之官"，其功能的正常运行依赖于气的推动和阳气的温煦。心衰的发生，往往与气虚、阳虚密切相关。气虚则推动无力，脏腑功能减弱，心肌收缩乏力，血液循环障碍，出现心悸气短、乏力等症状；阳虚则脏腑功能衰弱，心阳不足，不能温煦血液，导致血液运行迟缓，甚至出现肢冷、畏寒等症状。"益气温阳"正是针对这两种情况，通过补益心气、温补心阳来增强心脏功能；由于气虚、阳虚，血液运行瘀滞，导致心脉瘀阻，进一步加重心脏负担，影响心肌的营养供给。瘀血阻滞还会影响血液循环，加剧水液代谢障碍。"活血通脉"旨在疏通经络，改善血液循环，减少瘀血对心脏的损害；水湿停滞导致痰饮阻滞，影响肺气宣降，加重呼吸困难。"利尿行水"正是针对水湿停滞，通过利水渗湿，以消除水肿，减轻心脏负担。方中红参、黄芪、甘草益气温阳。当归、红花、桃仁、丹参活血化瘀，缓解疼痛。桂枝、干姜、附片温阳散寒。茯苓、葶苈子利水渗湿、泻肺消肿。甘草调和诸药。诸药合用起到益气温阳，活血通脉，利尿行水之功效。

❀ 治慢性心衰方三

组成：生晒参10克，麦冬10克，炙甘草6克，大枣4枚，太子参30克。水煎服，每日1剂，分早、晚两次餐后温服。

功效：益气养阴。

主治：慢性心力衰竭辨证属气阴两虚。症见心悸、乏力、喘息等。

方解：方中生晒参大补元气、复脉固脱、补脾益肺、生津安神，麦冬养阴生津、润肺清心，大枣补中益气、养血安神，太子参主补气健脾、生津润肺，炙甘草补脾和胃、益气复脉、缓急止痛、清热解毒、调和药性。该方剂适用于气阴两虚引起的心悸、气短乏力、口干咽燥等症。其组方体现了中医"治病求本"的思想，通过益气生津，从根本上调理身体，恢复脏腑功能。

加减：心阳虚加红参、熟附子、酸枣仁、柏子仁、桂枝；心阴虚加生晒参、玉竹、女贞子、旱莲草、桑葚子；血瘀加桃仁、红花、当归尾、川芎、威灵仙；水肿加用五苓散、五皮饮。

七、高血压病

治高血压病方一

组成：龙胆草 10 克,黄芩 10 克,菊花 10 克,钩藤 15 克,栀子 10 克,夏枯草 15 克,决明子 20 克,牛膝 12 克,生地 12 克,白芍 15 克。水煎服,每日 1 剂,分早、晚两次餐后温服。

功效：清肝泄热。

主治：原发性高血压病初起辨证属肝火炽盛、上扰清窍。症见头晕头痛,面目红赤,咽干口苦,溲赤便秘,急躁易怒,血压以收缩压升高为主,脉压较大,舌红苔黄,脉弦滑而数。

方解：《重订通俗伤寒论》：肝为风木之脏,内寄胆府相火,凡肝气有余,发生胆火者,症多口苦胁痛,耳聋耳肿,阴湿阴痒,尿血赤淋,甚则筋痿阴痛。方中龙胆草味苦、性寒,归肝、胆经,龙胆草直入肝胆经,清除肝胆实火和湿热,适合情绪波动大、压力大人群。黄芩辅助龙胆草清热燥湿。菊花清热解毒平肝适用于眼睛干涩、视力模糊等症状。钩藤清热平肝,息风定惊。栀子泻火除烦,清热利湿。夏枯草清肝泻火,明目散结。决明子清肝明目,润肠通便。牛膝补肝肾,强筋骨,引火下行。生地清热凉血,养阴生津。白芍柔肝止痛,养血敛阴。本方化裁于经典方剂龙胆泻肝汤,主要用于清肝泻火、平肝潜阳,尤其适用于高血压初期或一些肝火旺盛的病症。

加减：大便秘结加大黄。

治高血压病方二

组成：天麻 12 克,钩藤 12 克,生石决明 30 克,杜仲 15 克,川牛膝 12 克,山栀 10 克,黄芩 10 克,寄生 30 克,益母草 15 克,夜交藤 20 克,茯神 15 克。水煎服,每日 1 剂,分早、晚两次餐后温服。

功效：平肝潜阳。

主治：原发性高血压病初中期辨证属肝阳上亢、气血上逆,甚或肝风内动。症见眩晕,头痛头胀,头重脚轻,心烦耳鸣,失眠多梦,面红目赤,急躁易怒,甚或眩晕欲仆,头痛如掣,双手颤抖,语言不利,步履不稳,舌红苔黄,脉弦数或弦长有力。

方解：本方由天麻钩藤饮化裁而成，为平肝降逆之剂。方中天麻平肝阳、息肝风，善治眩晕；钩藤清肝热、息风止痉，共为君药。石决明咸寒质重，平肝潜阳，并能除热明目，与君药合用，加强平肝息风之力；川牛膝引血下行，以利肝阳之平降，共为臣药。杜仲、寄生补益肝肾；栀子、黄芩清肝降火；益母草活血利水；夜交藤、朱茯神宁心安神，均为佐药。本方主要用于治疗肝阳上亢、肝风上扰引起的头痛、头晕、失眠、耳鸣、舌红苔黄、脉弦等症状。

加减：肝风内动加羚羊角粉、珍珠母、地龙；若肝阳亢盛，可加生白芍、珍珠母；偏于风盛者加龟版、鳖甲、生磁石；偏于火盛者加龙胆草、夏枯草等。

治高血压病方三

组成：半夏10克，党参15克，白术15克，泽泻20克，天麻12克，茯苓30克，陈皮10克，胆星10克，草决明20克，杜仲12克，牛膝12克。水煎服，每日1剂，分早、晚两次餐后温服。

功效：祛风化痰。

主治：原发性高血压病初中期辨证属脾虚湿盛、风痰上扰。症见头痛眩晕，头重如蒙，胸闷心悸，纳呆食少，呕恶痰涎，形体肥胖，倦怠乏力，收缩压与舒张压均持续升高，舌胖苔白腻，脉弦滑。

方解：本方源自《医学心悟》半夏白术天麻汤。方中半夏辛温而燥，善燥湿化痰，降逆止呕，适合脏腑之痰；天麻甘平而润，入肝经，善于平肝息风，与半夏合用，治疗风痰眩晕头痛为君药。党参益气健脾；白术补气健脾、燥湿利水；茯苓渗湿健脾，三者合用健脾祛湿，以资生痰之源，为臣药。陈皮理气化痰；胆星清热化痰，开窍定惊，适用于顽固胶痰；泽泻清热利水渗湿；决明子清肝明目，为佐药。杜仲、牛膝，补肝肾，强筋骨，引药下行，为使药。

加减：恶心加竹茹、代赭石；尿少肢肿加车前子、益母草；兼便秘、口干苦、苔黄腻、脉滑数或弦数，加竹茹、胆星、黄连、黄芩、大黄。

治高血压病方四

组成：熟地24克，山药12克，山茱萸12克，牡丹皮10克，泽泻10克，茯苓10克，枸杞12克，菊花10克，牛膝12克，龟版15克，天麻10克，桑叶12

克。水煎服,每日1剂,分早、晚两次餐后温服。

功效：滋补肝肾。

主治：原发性高血压病中后期辨证属肝肾阴虚、虚阳上亢。症见头晕目眩,耳鸣,健忘,口燥咽干,肢体麻木,腰膝酸软,头重脚轻,五心烦热,血压以舒张压高为主,脉压较小,舌红少苔,脉弦细数。

方解：本方以六味地黄丸为基础进行了加减。六味地黄丸有滋阴补肾的功效,用于肾阴不足的腰膝酸软、头晕耳鸣、潮热盗汗、遗精等。基本组成为熟地、山茱萸、山药、茯苓、泽泻、牡丹皮。熟地黄滋阴补肾、填精益髓;山药养脾阴、固肾精;山茱萸补益肝肾,又能涩精;牡丹皮清泄相火;泽泻利湿泄浊;茯苓健脾利湿,诸药合用,共奏滋阴补肾之功。在此基础上,本方加入了枸杞、菊花、牛膝、龟版、天麻和桑叶,加强补肝肾、清热凉血和平肝息风的作用,更适用于肝肾阴虚兼有肝阳上亢的病证。

加减：阴虚内热明显加知母、黄柏。

治高血压病方五

组成：熟地24克,山药12克,山茱萸12克,杜仲12克,黄精20克,桑寄生30克,枸杞12克,牛膝12克,杜仲15克,天麻10克。水煎服,每日1剂,分早、晚两次餐后温服。

功效：育阴助阳。

主治：原发性高血压病中后期辨证属阴虚及阳、阴阳两虚。症见头晕目眩,耳鸣耳聋,肌体消瘦,神疲乏力,心悸健忘,少寐多梦,腰酸腿软,舌淡红嫩,脉细弱。

方解：方中熟地、山茱萸、枸杞、杜仲、牛膝补肝益肾,适用于肝肾阴虚引起的腰膝酸软、耳鸣头晕等。山药、黄精配伍,健脾益气,润肺补肾,适用于脾虚食少、肺虚咳嗽、气阴两虚等。桑寄生、杜仲、牛膝强筋健骨、祛风湿,适用于腰膝酸软、风湿痹痛等。天麻平肝潜阳,息风止痉。诸药合用,适用于肝肾阴虚,肝阳偏亢引起的头痛、眩晕等症状。

加减：偏阳虚形寒肢冷明显,舌淡苔白、脉细无力或沉迟,加淫羊藿、仙茅、锁阳;偏阴虚兼见手足心热、面色潮红、盗汗、舌红少津、脉细数,加女贞子、桑葚、龟版。

治高血压病方六

组成：黄芪30克,当归10克,生地15克,女贞子25克,桑寄生25克,牛膝10克,泽泻15克,钩藤20克,牡蛎30克。水煎服,每日1剂,分早、晚两次餐后温服。

功效：补益气血。

主治：原发性高血压病初、中、晚期辨证属素体亏虚、气血两虚。症见头目晕痛,得劳加剧,眩晕兼项强,气短乏力,腰膝酸软,手足心热,目涩耳鸣,心悸怔忡,失眠健忘,舒张压高而不降,舌淡红嫩,脉细弱。

方解：本方重用黄芪补气、补血、固表,并且具有双向调节血压的作用,黄芪与滋阴补肾药配伍,可以增强其降血压效果。当归补血活血,调经止痛。生地清热凉血,养阴生津,适用于阴虚内热。女贞子、桑寄生滋补肝肾,适用于肝肾阴虚。牛膝逐瘀通经,补肝肾,强筋骨。泽泻利小便,清湿热。钩藤清热平肝,息风定惊,适用于肝阳上亢,与黄芪配伍增强平肝息风作用。牡蛎重镇安神,潜阳补阴。诸药合用,通过补益气血、滋阴清热、平肝等,调节体内的气血阴阳平衡,从而达到治疗高血压的目的。特别是对于舒张压高而不降的患者,效果尤为显著。

加减：兼颈项痛者加葛根;伴浮肿者加防己;兼糖尿病者加山药。

治高血压病方七

组成：柴胡10克,当归10克,白芍12克,枳壳12克,香附12克,川芎12克,地龙12克,丹参20克。水煎服,每日1剂,分早、晚两次餐后温服。

功效：疏肝理气。

主治：原发性高血压病中期辨证属情志失节、肝气郁结。多见于长期精神紧张,情志不舒,久郁恼怒之人。症见头痛头晕,心烦急躁,失眠多梦,胸闷,常因烦劳恼怒而加重,舌红苔薄白,脉弦。

方解：肝主疏泄,性喜条达,其经脉布胁肋循少腹。若情志不遂,木失条达,则致肝气郁结,经气不利,故见胁肋疼痛,胸闷,脘腹胀满;肝失疏泄,则情志抑郁易怒,善太息;脉弦为肝郁不舒之征。遵《内经》"木郁达之"之旨,治宜疏肝理气之法。方中柴胡疏肝解郁,调理肝脏气机,使其顺畅,有助于缓解肝气郁结所致的情绪烦躁、胸胁胀痛。香附被称为"气病之总司",擅长疏肝解郁,调理脾胃气机。枳壳宽中理气,消痞除胀,常与香附、木香等配合使用,增强行气宽中的功效。川芎被誉为"血中之气药",既能活血又能行气,尤其善于"上行头目",缓解因肝气郁结所致的头痛、头晕。当归有"补血圣药"之称。白芍养血敛阴,柔肝止痛,常与当归配伍,用于肝郁血虚所致的手足烦热、月经不调、肌肉抽搐等症。丹参活血祛瘀,通经止痛,广泛应用于心血管疾病的防治。地龙清热息风,通络利尿,特别适用于中风后遗症、关节疼痛等。本方通过疏肝解郁、理气活血,旨在解决因情志不舒、肝气郁结引发的一系列问题,通过养血补血,保证身体气血充足,气血运行通畅,从而达到身心和谐的状态。

加减:若肝郁化火则兼见面红目赤、舌红苔黄、脉弦数,加夏枯草、栀子、黄芩;若肝气横逆犯脾,兼见脘腹胀满、纳呆少食、大便溏薄,加炒白术、茯苓、薄荷、生姜。

● 治高血压病方八

组成:人参10克,赤芍12克,当归10克,地龙12克,黄芪30克,桃仁10克,川芎12克,红花10克。水煎服,每日1剂,分早、晚两次餐后温服。

功效:益气活血。

主治:高血压病晚期辨证属心脾气虚、血脉瘀阻。症见头痛头晕,目眩视物不清,神疲乏力,短气不足以息,动则尤甚,心悸怔忡,失眠健忘,自汗盗汗,胸满闷,面唇青暗,舌暗紫,舌底脉络紫暗迂曲,脉细弱或细涩。

方解:本方由补阳还五汤化裁而成,方中黄芪大补元气,气旺则血行,为君药;当归尾、赤芍、川芎、桃仁、红花协同活血祛瘀,为臣药;地龙通经活络,为佐药;人参增强补气作用。全方配伍重在补气,佐以活血,气旺血行,补而不滞,化瘀通络。

加减:气虚明显加山药、白术、茯苓;血瘀明显加丹参。

● 治高血压病方九

组成:人参10克,茯苓12克,白术12克,附片10克,肉桂6克,淫羊藿10克,仙茅10克。水煎服,每日1剂,分早、晚两次餐后温服。

功效:温补阳气。

主治:高血压病后期辨证属脾肾阳虚。原发性高血压病虽多见肝肾阴虚、肝阳上亢或风动火炎之证,但阳虚阴盛者亦非少见。此证多见于高血压病后期累及心脏,出现心力衰竭者,其血压虽高,但全身症状却是一派阳虚征象,症见目眩头晕,面白少华,气短懒言,倦怠乏力,呕恶痰多,食后不运,大便不实,腰酸腿软,肢肿足冷,夜尿频数,男子阳痿,女子宫冷,月经不调,舌质淡而胖,脉沉细。

方解：方中人参大补元气,补脾益肺,生津止渴,安神益智。茯苓利水渗湿,健脾宁心。白术健脾益气,燥湿利水。附片回阳救逆,补火助阳,散寒止痛。肉桂补火助阳,散寒止痛,温通经脉,引火归元。淫羊藿补肾阳,强筋骨,祛风湿。仙茅补肾阳,强筋骨,祛寒湿。诸药合用,补肾助阳、益气固元、填精止遗、强筋健骨。

加减：若阳虚饮停,畏寒心悸,下肢浮肿,加桂枝、炙甘草、黄芪、防己。

八、中风病

治中风病方一

组成：半夏10克,茯苓15克,僵蚕15克,菖蒲10克,当归10克,丹参30克,胆星10克,桃仁10克,红花6克,黄芪50克。蜈蚣2条,全蝎3克,为末,分2次随汤药冲服。水煎服,每日1剂,分早、晚两次餐后温服。

功效：化痰祛风,活血通络。

主治：脑卒中后遗症辨证属风痰内阻、脉络不通、舌窍不开。症见半身不遂,失语,舌暗红,苔薄白浊,脉弦。

方解：方中半夏、茯苓、胆星、菖蒲化痰祛湿;丹参、桃仁、红花活血化瘀;黄芪、当归益气活血;僵蚕、全蝎、蜈蚣祛风止痉通络。本方主要用于治疗中风、瘫痪、麻木等疾病。

加减：通络止痛加地龙、水蛭。

治中风病方二

组成：三七、琥珀、红参、五灵脂、土元、水蛭、血竭各30克,全虫20克,大蜈蚣30条。共为末,以黄芪60克煎浓汁送服,每服5克,每日2次。

功效：益气通络,活血化瘀。

主治：脑梗死后遗症辨证属气虚血瘀、脉络阻滞。症见半身不遂,肢体麻木或刺痛,语言謇涩,体倦乏力,气短懒言,舌质紫暗或有瘀斑,舌下络脉迂曲增粗;脉沉细涩或结代。

方解:方中三七活血化瘀、止血止痛,常用于治疗各种出血症和瘀血阻滞的病症。琥珀镇静安神、活血化瘀,红参大补元气、复脉固脱、益气摄血,五灵脂活血化瘀、止痛,土元破血逐瘀,水蛭破血通经、逐瘀消癥,血竭活血定痛、化瘀止血,全虫息风镇痉、通络止痛、攻毒散结,大蜈蚣息风镇痉、通络止痛。诸药合用,共同起到益气通络、活血化瘀之功效。

● 治中风病方三

组成:黄芪 40 克,葛根 30 克,枸杞 30 克,鸡血藤 30 克,女贞子 20 克,当归 12 克,丹参 15 克,川芎 15 克,石菖蒲 10 克,菊花 10 克,炙甘草 10 克。水煎服,每日 1 剂,分早、晚两次餐后温服。

功效:益气活血,通络清脑。

主治:中风,脑动脉硬化,脑血栓形成,脑栓塞,阿尔茨海默病,脑萎缩,椎基底动脉供血不足,短暂性脑缺血发作,各种缺血性脑部病变,高脂血症所致的头晕、头痛、眼花、耳鸣、健忘、肢体麻木,反应迟钝等。

方解:方中黄芪补益肾气,利水消肿;葛根升阳发表;枸杞、女贞子滋补肝肾,益精明目;当归、鸡血藤、丹参、川芎补血活血;石菖蒲芳香开窍;菊花养肝明目;炙甘草调和诸药。

加减:中气虚馁,加炙黄芪、党参、升麻;心脾两虚,加党参、柏子仁、龙眼肉、白术;肾精匮乏,去石菖蒲,加山茱肉、熟地、山药;肾阴虚,去川芎,加龟版,重用丹参;肾阳虚,加巴戟天、补骨脂。

● 治中风病方四

组成:当归 12 克,丹参 30 克,川芎 15 克,水蛭 10 克,茯苓 30 克,白芷 10 克,红花 10 克,白术 30 克,桂枝 10 克,泽泻 20 克,黄酒 60 克。煮药时,先将黄酒洒在干药上,用纸封紧器口 20 分钟左右,使黄酒渗入药中,再加水煎药。水煎服,每日 1 剂,分早、晚两次餐后温服。

功效:通窍活血,利水化浊。

主治:中风,脑积水,颅脑外伤,脑肿瘤等。辨证属脑水瘀阻或颅脑瘀血。

方解：方中当归、丹参、川芎、红花、水蛭活血行滞祛瘀；茯苓、泽泻利水渗湿；白芷、川芎祛风止痛；白术、茯苓健脾益气；桂枝温通经脉；黄酒作为药引，能够增强药效，活血通络，有助于其他药材的吸收和作用发挥。

治中风病方五

组成：大黄15克,厚朴10克,枳实10克,元明粉12克,胆星10克,瓜蒌30克,桃仁10克,牛膝18克,水蛭10克,生地20克。安宫牛黄丸1丸,兑水煎2次取汁50毫升,神志昏迷者,由直肠滴入,每分钟30滴,亦可鼻饲（直肠给药比鼻饲效果好）；神清后口服。

功效：通腑醒脑，活血息风，豁痰开窍。

主治：中风（中脏腑）脑出血急性期辨证属肝阳暴亢、阳升风动、血随气逆致瘀、上蒙清窍，呈内闭外脱之危候。症见猝然昏仆，不省人事，肢体瘫痪，失语，牙关紧闭，口眼㖞斜，手撒肢冷，小便失禁，喉间痰鸣，口唇青暗，舌红紫，舌下络脉青粗，苔黄腻，脉弦。

方解：方中大黄泻下通便、清热泻火、解毒；桃仁活血化瘀、润肠通便；水蛭破血逐瘀，治疗血瘀重症；牛膝活血通经、强筋骨、利尿；元明粉泻热通便、软坚散结；瓜蒌清热涤痰、宽胸散结、润肠通便；生地清热凉血、养阴生津，治疗血热妄行、阴虚内热；厚朴燥湿消痰、下气除胀；枳实破气除痞、化痰消积；胆星清热化痰、息风定惊，治疗痰热互结、癫痫、惊风等。

加减：舌苔干燥加玄参15克、麦冬15克；肢体抽搐加全蝎6克、蜈蚣2条；面赤眩晕加天麻10克、羚羊角粉2克；元气败脱，心神散乱，减硝黄，加人参30克、附片15克。

第二节　肺系疾病

一、老年咳喘

治老年咳喘方一

组成：紫苏子16克,白芥子16克,莱菔子30克,清半夏20克,茯苓20

克,橘红13克,紫菀16克,前胡13克,款冬花16克,苦杏仁13克,浙贝母16克,炙甘草10克。水煎服,每日1剂,分早、晚两次餐后温服。

功效:燥湿化痰,降气平喘。

主治:咳喘辨证属痰湿壅肺。症见咳嗽反复发作,痰多色白黏稠,胸闷气促,喉中痰鸣,脘腹胀满,食欲不振,舌苔白腻或厚腻,脉滑或弦滑。常见于慢性支气管炎、阻塞性肺病等。

方解:该方以三子养亲汤(紫苏子、白芥子、莱菔子)与二陈汤(清半夏、茯苓、橘红、炙甘草)为基础,配伍宣肺止咳、化痰平喘之品,共奏降气化痰、止咳平喘之效,适用于痰湿壅肺、气机阻滞型咳喘。本方痰气并治:三子降气消痰,二陈健脾燥湿,紫菀、款冬花润肺止咳,形成"降、化、润"三层祛痰机制。通补兼施:莱菔子通腑泻浊,茯苓健脾防痰再生,浙贝母清热防郁火,标本兼顾。寒温平衡:白芥子、半夏之温性与浙贝母之寒性相制,避免寒热偏颇。

加减:痰多胸闷加枳壳10克、厚朴10克,增强行气宽胸之力;痰黄黏稠加黄芩10克、鱼腥草30克,清热化痰;寒痰凝滞加细辛3克、干姜10克,温肺化饮;久咳伤肺:加百部15克、五味子10克,敛肺止咳;便秘腹胀加瓜蒌仁20克、火麻仁15克,润肠通便。

◎ 治老年咳喘方二

组成:麻黄10克,杏仁10克,半夏10克,陈皮6克,茯苓15克,甘草10克,苏子10克,莱菔子10克,白芥子3克,葶苈子30克,大枣30克,炒蒌仁(打碎)20克。水煎服,每日1剂,分早、晚两次餐后温服。

功效:燥湿祛痰,止咳平喘。

主治:老年痰喘辨证属痰湿壅肺。无明显外感、虚弱症状者,舌苔白腻,痰涎频吐。如舌光无苔之阴虚喘证,则非所宜。

方解:方中麻黄宣肺平喘,杏仁降气止咳,二者配伍,一宣一降,调理肺气,止咳平喘。半夏燥湿化痰,陈皮理气化痰,茯苓健脾渗湿,三者合用即二陈汤方义,主治痰湿咳嗽,症见痰色白易咯、恶心呕吐、胸膈痞闷等。苏子、莱菔子、白芥子为三子养亲汤,降气快膈、化痰消食,用于痰壅气滞证,症见咳嗽喘逆、痰多胸痞。葶苈子泻肺平喘,利水消肿,为治疗咳喘要药,尤其适用于咳喘痰多者。大枣补中益气,养血安神,在方中可防止葶苈子伤正气。瓜蒌仁清肺化痰,滑肠通便。甘草调和诸药。

加减:咳喘重者加虫类药,热痰加地龙、壁虎;痰多加蝉蜕、露蜂房;寒痰加全虫、蜈蚣;虚喘加蛤蚧、虫草。

二、风寒咳嗽

组成:荆芥10克,防风10克,甘草10克,桔梗10克,杏仁10克,前胡10克,紫苏叶10克,云茯苓15克,陈皮10克,炒枳壳10克,法半夏10克,生姜3片。水煎服,每日1剂,分早、晚两次餐后温服。

功效:宣肺散寒,化痰止嗽。

主治:外感风寒咳嗽。症见外感风寒初起,恶寒发热,头疼身痛,胸闷咳嗽,痰多色白,苔白,脉浮数。

方解:本方由荆防败毒散化裁加减而成,具有疏风解表、败毒消肿,祛痰止咳之功效,主治外感风寒湿邪。方中荆芥、防风解表散寒,治疗外感风寒引起的发热、头痛和身体疼痛;紫苏叶解表散寒、行气宽中,治疗风寒感冒、咳嗽、胸闷等;前胡降气化痰,桔梗宣肺利咽,两药合用祛除肺部的风寒湿邪,减少咳嗽和喉咙不适的症状;茯苓利水渗湿;法半夏燥湿化痰、降逆止呕,缓解因外感风寒引起的咳嗽、痰多等;陈皮理气健脾,炒枳壳行气消积,两者配伍调理脾胃、促进消化,防止痰湿内生;甘草调和诸药;生姜辛温,能够助辛散表邪,增强解表散寒的效果,同时还能缓解恶心、呕吐等胃肠道不适症状。

三、慢性支气管炎

治慢性支气管炎方一

组成:黄芪30克,黄精20克,川贝母6克,五味子12克。水煎频服,每日1剂,10剂为1个疗程。

功效:补肺益气,化痰止咳。

主治:在季节交替前服用,预防支气管哮喘、慢性支气管炎、肺气肿、肺心病等病的发作,辨证属气阴两虚。症见咳嗽、自汗、心悸气短、神疲乏力等。

方解:中医认为慢性支气管炎的病机为脾、肺、肾三脏虚损,脾虚生痰,肺虚失宣,肾不纳气。方中黄芪补益肺气、升阳举陷、益卫固表、利尿消肿、补血活血;黄精气阴双补,滋肾润肺、补脾益气,是治疗肺虚的佳品,用于肺阴不足引起的干咳少痰;川贝母清热润肺、化痰止咳,用于肺热咳嗽、干咳少痰等;五味子收敛固涩、益气生津、补肾宁心,用于久咳虚喘、自汗盗汗。本方黄芪补气,黄精养阴,川贝母润肺止咳,五味子收敛肺气,四者合用可以起到补气养阴、润肺止咳的作用,适用于气阴两虚引起的咳嗽、自汗、心悸气短、神疲乏力等症状。

加减:冬春季加干姜10克、防风10克;秋季加沙参10克、百合10克、梨1枚;夏季加麦冬10克、党参10克。

● 治慢性支气管炎方二

组成:淫羊藿15克,胡桃肉10克,半夏10克,茯苓20克,杏仁10克,陈皮10克,川贝母10克,白前10克,当归10克,甘草6克。水煎服,每日1剂,分早、晚两次餐后温服。

功效:温补脾肾,化痰平喘。

主治:慢性支气管炎辨证属脾肾阳虚所致的久咳虚喘。

方解:《素问·咳论》:"五脏六腑皆令人咳,非独肺也。"脾胃之精气输脾归肺,随肺宣降。久咳者,多为误用寒凉之药,伤及脾胃,脾虚生痰,痰邪上输于肺,故引发咳嗽。张景岳云:"内伤咳嗽则不独在肺,盖五脏之精皆于肾,而少阴肾脉从肾上贯与肝膈,入肺中……肺金之虚,多由肾水之涸。"故难治性久咳根源于肾阳虚,咳嗽经久不愈,肾阳虚益甚。肾阳为肺气之根,在慢性咳喘中,久咳耗伤正气,肺气不足,金不生水,易致肾虚。本方淫羊藿、胡桃肉补肾纳气;半夏、茯苓、杏仁、陈皮、川贝母、白前化痰止咳喘;当归补血活血;甘草调和诸药。本方用于肾阳虚、脾虚、肺热等原因引起的久咳虚喘。

加减:偏气虚咳喘,气短不足以息、动则加重者,加党参、白术、山药、黄精;偏阳虚咳喘兼有畏寒肢冷、呼多吸少、气不归根者,加补骨脂、沉香。

● 治慢性支气管炎方三

组成:葶苈子30克,苏子10克,莱菔子10克,白芥子10克,当归10克,熟地30克,补骨脂20克,炙甘草6克。水煎服,每日1剂,分早、晚两次餐后温服。

功效：补虚祛痰，疏纳并用，肺肾同治。

主治：老年慢性支气管炎辨证属痰涎壅盛于肺、肾不纳气、肺肾同病。症见胸膈满闷，纳呆食少，咳喘痰多，痰白而稠；或见头面躯体微肿，咳喘短气不得平卧，动则尤甚，呈上实下虚等特点。

方解：肺为储痰之器，而肾为生痰之根，肺宣发肃降功能失调而不能布散津液，肾虚不能蒸化水液，以致津液凝聚成痰，伏藏于肺，成为发病的潜在"夙根"，后因各种诱因而引发。因肺金能生肾水，肾水又可滋养肺阴，金水同根同治，因此又有"肺肾同源"之说。因此，在治疗时当以金水相生为原则扶正祛邪，治肺之时，更需固肾。方中葶苈子泻肺平喘，行水消肿，用于治疗肺气壅实，咳嗽喘促、水肿。苏子、莱菔子、白芥子为三子养亲汤的主要组成，功能降气化痰，止咳平喘，用于痰壅气滞，咳嗽气喘等。当归、熟地补血滋阴，用于血虚萎黄、眩晕心悸、月经不调等。补骨脂补肾壮阳，固精缩尿，用于肾虚腰痛，小便频数。炙甘草补脾和胃，益气复脉，用于脾胃虚弱，倦怠乏力，心悸气短等。综合来看，本方基于"金水相生，肺肾同源"的原则，既能泻肺平喘、降气化痰，又能补肾壮阳、补血滋阴，适用于治疗肺气壅实、咳嗽气喘，兼肾虚腰痛、血虚萎黄等症状。

加减：咳喘有心悸、烦躁失寐，减白芥子、莱菔子，加枸杞 10 克、五味子 10 克；若证兼热、咳嗽咽干，减白芥子、补骨脂，加牛蒡子；若证兼寒、咳喘胸闷、痰多白沫、形寒肢冷，加附片、桂枝以温化；若表寒突出，加麻黄、干姜、细辛温散寒痰；若久咳痰黏难化，加半夏、茯苓温化痰浊。

治慢性支气管炎方四

组成：淫羊藿 20 克，五味子 10 克，细辛 6 克，熟地黄 30 克，麻黄 6 克，鹿角霜 20 克，白芥子 10 克，炙甘草 10 克，紫菀 10 克，款冬花 10 克，紫苏子 12 克，杏仁 10 克。水煎服，每日 1 剂，分早、晚两次餐后温服。

功效：温阳化饮，祛痰平喘。

主治：慢性支气管炎辨证属阳虚肺不纳气。症见咳喘痰鸣，痰涎清稀，畏寒怕冷等。

方解：患者素体阳虚，则易受寒邪侵袭，卫外不固，故畏寒怕冷；脾阳虚不足，水饮内停，上干于肺，故咳嗽反复发作，痰涎清稀；肾阳虚，则不纳肺气，故呼吸不畅,发为咳嗽,病程迁延不愈。本方综合运用了多种中药的功效,以达到温阳补肾、敛肺止咳、祛风散寒、化痰平喘等多种效果。其中,淫羊藿、熟地黄、鹿角霜等补肾壮阳,五味子、紫菀、款冬花等敛肺止咳,麻黄、紫苏子、杏仁等宣肺平喘,细辛祛风散寒,白芥子化痰散结,炙甘草调和诸药。

加减：气血亏虚加黄芪30克、党参30克；痰多加法半夏10克、茯苓16克。

● 治慢性支气管炎方五

组成：天冬10克,麦冬15克,沙参30克,黄芩10克,贝母10克,桃仁10克,杏仁6克,地龙10克,葶苈子20克,瓜蒌20克。水煎服,每日1剂,分早、晚两次餐后温服。

功效：滋阴清肺,化痰平喘。

主治：慢性支气管炎久治不愈,辨证属肺热燥咳。

方解：《灵枢·九针论》："肺者,五藏六府之盖也。"肺为娇脏,邪必先伤。因此,肺脏易受邪扰,导致气机运行不畅而作咳,久而化热化火,灼伤津液,出现肺阴虚咳嗽。肺主宣降,喜润而恶燥,喜清而恶浊。肺阴亏虚,清肃宣降失司,气逆于上难以沉降,则易咳而上气。方中天冬、麦冬、沙参滋阴润燥,滋养肺阴,缓解肺部干燥引起的咳嗽。黄芩清热燥湿,清除肺部湿热。贝母清热化痰,润肺止咳,对于肺热咳嗽、咳痰黄稠等有很好的缓解作用。桃仁、杏仁止咳平喘,同时桃仁还能活血祛瘀,杏仁能润肠通便,有助于改善肺部气血循环和肠道通畅。地龙清热定惊、通络平喘,缓解支气管痉挛,减轻气喘症状。葶苈子泻肺平喘、利水消肿,可用于肺气壅滞、喘咳痰多等。瓜蒌清热化痰、宽胸散结,有助于消除肺部的痰结,改善胸闷症状。综合来看,本方以滋阴润燥、清热化痰、止咳平喘为主要功效,适用于肺部阴虚燥热、痰热壅盛引起的咳嗽、气喘等症。

加减：偏肺阴虚加百合、天花粉、五味子；燥热甚者加桑白皮、地骨皮、菊花。

● 治慢性支气管炎方六

组成：紫河车150克,蛤蚧2对,人参120克,川贝母120克,五味子90

克,当归90克,黄芪150克,黄精120克,熟地120克。共为细末,每服取10克,开水浸泡10分钟,搅拌为糊服用,每日2次。

功效:补肺肾,健脾胃,化痰浊,通心脉。

主治:慢性支气管炎。冬病夏治,可于夏至日起服用此方,以扶助正气,增强冬季御寒能力,预防感冒和减少支气管炎复发的次数和感染的程度。

方解:肺为娇脏,久咳久喘致肺金虚损,子盗母气,肺虚及脾,如《类经》所言"肺病则及脾,盗母气也,故脾不能守"。脾失健运,胃津无以化生,日渐羸弱,可见肌肉瘦削,萎软无力,不能久行。血液属于阴,由脾胃共同化生,起到濡养肺络的作用,中焦虚弱,生血无力,则可导致肺络失养。方中紫河车补肾益精,养血益气;蛤蚧补肺益肾,纳气平喘,助阳益精;人参大补元气,补脾益肺,生津,安神益智;川贝母清热润肺,化痰止咳;五味子,收敛肺气,滋肾生津;当归补血活血;黄芪补气升阳,固表止汗,利水消肿,生津养血;黄精补气养阴,健脾,润肺,益肾;熟地滋阴补血,益精填髓。诸药合用,滋阴填精、补养肺肾,用于肺肾不足、气血亏虚的虚劳咳嗽、气喘、腰膝酸软等。

加减:素体阴虚加麦冬60克、玉竹100克;阳虚加补骨脂100克、淫羊藿90克。

治慢性支气管炎方七

组成:紫苏子16克,白芥子16克,莱菔子30克,百部16克,荆芥10克,桔梗13克,清半夏20克,茯苓20克,橘红13克,紫菀16克,前胡13克,款冬花16克,桑白皮20克,枇杷叶16克,苦杏仁13克,浙贝母16克,马兜铃10克,炙甘草10克。水煎服,每日1剂,分早、晚两次餐后温服。

功效:宣肺散邪,燥湿化痰,降气平喘,兼清肺热。

主治:咳喘辨证属痰湿壅肺,兼感风邪或痰热内蕴。症见咳嗽反复发作,痰多色白或黄白相兼,黏稠难咯,胸闷气促,咽喉不利,或伴恶寒微热,舌苔白腻或黄腻,脉浮滑或滑数。常见于慢性支气管炎急性发作、喘息性支气管炎等。

方解:《医学入门》云:"痰为百病之母,治痰需调气。"本方以三子养亲汤(紫苏子、白芥子、莱菔子)合二陈汤(清半夏、茯苓、橘红、炙甘草)为基础,融入宣肺散邪、清热化痰之品,针对痰湿壅肺兼夹风邪或郁热之证,分层化解痰、气、热之壅滞。本方以"痰气并治"为纲，融宣散、降气、燥湿、清热于一体，适用于痰湿壅肺兼夹外邪或郁热之咳喘，尤宜慢性支气管炎急性发作、痰多胸闷者。临证需根据痰、热、虚之偏颇灵活化裁。

加减：表寒明显，加麻黄 6 克、细辛 3 克，增强散寒宣肺之力；痰热壅盛，加黄芩 10 克、鱼腥草 30 克，清热解毒化痰；痰黏难咯，加海浮石 15 克、竹沥水 20 毫升，稀释痰液以利排出；气逆喘甚，加旋覆花 10 克（包煎）、代赭石 15 克，降逆平喘；脾虚便溏，去莱菔子、马兜铃，加炒白术 15 克、山药 20 克，健脾固本。

四、肺胀

治肺胀方一

组成：葶苈子 30 克，五味子 15 克，黄精 30 克，太子参 15 克，沙参 50 克，地龙 20 克，紫苏子 12 克，赤芍 15 克，丹参 30 克，桃仁 12 克，制南星 10 克，炙甘草 10 克。水煎服，每日 1 剂，分早、晚两次餐后温服。

功效：养肺益气，化痰平喘。

主治：肺心病急性发作期辨证属肺肾气阴两虚、痰湿瘀血互阻、虚实错杂。症见胸痞胀满，心悸气促，咳喘肿满。

方解：心主血脉，肺主气，肾纳气，脾统血。久病气阴两虚，脏腑功能失调，则气血运行不畅，痰瘀阻络，故见心悸气促、呼吸费力、胸痞胀满、痰喘等。方中葶苈子泻肺平喘，利水消肿，用于气喘和水肿。五味子收敛肺气，滋肾生津，用于肺气不敛和肾阴不足。黄精补脾益气，润肺滋阴。太子参补气健脾，生津润肺，用于气虚和津液不足。沙参养阴清肺，益胃生津，滋养肺胃之阴。地龙清热定惊，通络平喘，用于肺热和气喘。紫苏子降气化痰，止咳平喘，用于肺气上逆和咳嗽气喘。赤芍清热凉血，散瘀止痛，丹参活血祛瘀，通经止痛。桃仁活血祛瘀，润肠通便。制南星燥湿化痰，祛风止痉。炙甘草补脾和胃，益气复脉，调和诸药。

加减：初感风寒诱发加桂枝、干姜；痰热加前胡、胖大海；偏阴虚加党参、麦冬；偏阳虚加肉桂、附子；咳喘重加白芥子、莱菔子；水肿甚加茯苓、猪苓。

治肺胀方二

组成：黄芪30克，人参10克，淫羊藿10克，茯苓15克，丹参20克，桃仁10克，半夏10克，五味子10克，沉香5克，紫河车5克（研冲），川贝10克，胡桃肉10克。此方可采用冬病夏治服法，即从夏至日开始服用，隔日1剂，水煎服，连服4~5个月；亦可为散、丸剂常服。

功效：补脾益肺温肾，活血化痰，兼祛余邪。

主治：肺心病缓解期。此期往往以肺、脾、肾阳气不足与气滞血瘀并存，同时兼有痰浊余邪未尽。

方解：慢性肺源性心脏病多发病缓慢，病程较长，反复发作，逐年进展，加之患者多年老体弱，肺、脾、肾三脏俱虚，病久及心。故肺心病缓解期治疗当益气求本。方中黄芪、人参相伍，补气升阳，益卫固表。淫羊藿辛甘温燥，滋补肾阳。茯苓功在利水渗湿，健脾宁心。丹参、桃仁相伍，活血化瘀。半夏能燥湿化痰，降逆止呕。五味子、沉香、胡桃肉相伍，补益纳气。紫河车善补精助阳，益气养血。川贝能清热润肺，化痰止咳。本方以扶正补虚为主，通心脉清余邪为辅，从而改善心肺功能，增强免疫力，提高机体抗病能力。

治疗肺胀方三

组成：补骨脂30克，人参10克，丹参30克，附子10克，桂枝15克，白术20克，泽泻15克，炙麻黄6克，杏仁10克，葶苈子30克。水煎服，每日1剂，分早、晚两次餐后温服。

功效：温通心脉，补肺化饮。

主治：慢性肺源性心脏病辨证属心肾阳虚、肺气浮越、水泛血瘀。症见全身浮肿，小便不利，心悸气短等。

方解：《血证论》曰："人身气道不可塞滞，内有瘀血阻碍，气道不得升降，是以壅而为咳。痰饮为瘀血所阻遏，冲犯肺经。"脾肾阳虚、水湿泛滥致全身浮肿；肾阳虚衰，则膀胱气化失司，故小便不利；脾阳不足，水湿内停，心下悸动。而脾主肌肉，脾阳不运，水寒浸渍，故浮肿沉重。肾为主水之脏器，肺为水上之源，肺肾气虚致使水道不通，津液失常，加重身体浮肿与心悸气短之症。方中补骨脂补肾壮阳；人参大补元气；丹参活血祛瘀，通经止痛；附子回阳救逆,补火助阳,散寒止痛,用于阳虚寒凝的病症;桂枝发汗解肌,温通经脉,助阳化气,平冲降气;白术健脾益气,燥湿利水,止汗;泽泻利小便,清湿热;炙麻黄发汗散寒,宣肺平喘,利水消肿;杏仁止咳平喘,润肠通便;葶苈子泻肺平喘,行水消肿。

加减:喘甚加地龙、苏子;痰多加半夏、茯苓;心血瘀阻明显加桃仁、红花。

五、肺结核(肺痨)

● 治肺结核方一

组成:蛤蚧3对、百合、白及、百部各200克,沙参、天冬、麦冬各150克,五味子、玄参、川贝母各100克,冬虫夏草50克。共为细末,炼蜜为丸,每丸10克,每日3次,每次服1丸。

功效:滋养肺阴,润肺止咳。

主治:轻型肺结核病辨证属肺阴亏虚。轻者在肺,结核病初起阶段,出现干咳、咳少量黏痰,痰中带有血丝或血点,胸部隐痛,午后手足心热,口干咽燥,或轻微盗汗。

方解:肺为娇脏,喜润恶燥,肺阴不足,失于清肃,气逆作咳,但阴亏肺燥,故少痰或无痰。燥热伤络而咯血,阴虚内热则过午低热,口干喜冷饮。盗汗为睡中不动而汗出,为阴虚阳盛,迫汗外溢,舌红脉细数也是阴虚之候,此证多见于疾病初起阶段。方中蛤蚧补肺气,定喘止咳,功同人参。百合、白及、百部润肺止咳化痰,收敛止血。沙参、天冬、麦冬养阴清肺,润燥生津,用于肺燥干咳,虚痨咳嗽等。五味子、玄参、川贝母收敛固涩,清热凉血,滋阴解毒,化痰止咳,用于久咳不愈,痰中带血等症。冬虫夏草补肾益肺、止血化痰,与蛤蚧、人参、五味子等合用,用于肺肾气虚劳咳痰血证。

加减:咳嗽加桔梗、前胡;气喘加苏子、葶苈子;阴虚症状明显,加重沙参、麦冬的用量;阳虚症状明显,加附子、干姜。

● 治肺结核方二

组成:黄芪60克,生晒参10克,沙参30克,白术15克,当归10克,茯苓

20克,生龙骨、生牡蛎、山茱萸各30克。水煎服,每日1剂,分早、晚两次餐后温服。

功效:益气养阴,补土生金。

主治:肺结核病辨证属肺脾两虚。症见咳嗽无力,咳痰清晰色白偶带淡红色血,潮热,食少便溏,神疲乏力,舌淡苔薄白,脉细弱。

方解:脾胃化生气血津液上输于肺,通过肺的宣发功能将其精微物质吸收后布散周身、皮毛,而多余物质通过肺的肃降功能经脾传输,下达肾与膀胱,升降出入有序,维持人体脏腑功能平衡。五行中,脾属土,肺属金,土生金,两者为母子关系,若脾虚而无以资肺,土不生金,依据虚则补其母的原则,应用补脾土的药物温补脾气,充实后天。正如《石室秘录》所云:"治肺之法,政治甚难,当转以治脾,脾气有养,则土自生金。"因此,在治疗肺脾两虚型肺结核病时应健脾益肺,重视肺脾同治。方中黄芪为君药,补气升阳。臣以生晒参既大补元气,复脉固脱、补脾益肺,又能生津养血,安神益智。佐以沙参养阴清热,润肺化痰,益胃生津;白术健脾益气,燥湿利水;当归补血活血,调经止痛,润肠通便;茯苓利水渗湿,健脾、宁心;生龙骨、生牡蛎镇静安神,平肝潜阳,收敛固涩;山茱萸补益肝肾,收涩固脱,适用于腰膝酸软、头晕耳鸣、阳痿遗精等。本方综合了补气、养阴、健脾、安神等多种功效,适用于气阴两虚、脾肾不足、心神不宁等症。

治肺结核方三

组成:百合30克,百部15克,生地20克,熟地20克,玄参15克,沙参、天冬、麦冬各15克,山药15克,黄芪30克,五味、白术、茯苓、川贝母各10克。水煎服,每日1剂,分早、晚两次餐后温服。

功效:培土生金,滋阴补阳。

主治:重型肺结核病辨证属肺脾气虚或本虚夹实。症见干咳少痰或痰黏难咯,偶见痰中带血丝,午后或夜间咳嗽加重,潮热盗汗,气短乏力,形体消瘦。

方解:肺脾两脏经脉同属太阴,肺、脾在气血阴阳的盛衰消长变化过程中亦步亦趋。脾气虚弱,运化无权,生化乏源,肺气随之衰少;肺病日久,子盗母气,脾气亦虚;脾虚运湿无力,肺虚清肃无能,则脾生之痰上贮于肺,出现一系列肺脾气虚或者本虚夹实之证。治疗上遵循"虚则补其母"的法则,方中百合、百部润肺止咳,为君药。生地、熟地、玄参、沙参、天冬、麦冬滋阴清热,润肺生津,为臣药。山药、黄芪补脾益气,为佐药。五味、白术、茯苓、川贝母功在收敛肺气,健脾化痰,为使药。诸药合用,培土生金,滋阴补阳。

治肺结核方四

组成:紫河车2具,龟版胶100克,鹿角胶100克,冬虫夏草10克,蛤蚧6对,生晒参150克,川贝150克,百部200克,白及150克,蜈蚣60条,炮穿山甲60克。上药制10克蜜丸,日服3次,每次1丸。

功效:滋阴补阳,培元固本。

主治:肺结核病辨证属阴阳两虚。症见咳呛咯血,喘息气短,声音嘶哑,骨蒸劳热,形寒肢冷,自汗盗汗,心悸气短,形体消瘦,面浮肢肿,食少便溏,舌淡少苔少津,脉微细数。

方解:结核病随着病程日久、病情迁延,可致肃降无权,阴伤气耗,阴损及阳,最终造成阴阳两虚,表现为形寒肢冷、盗汗、自汗、潮热、面浮肢肿、咳逆喘促少气等。治疗当以滋阴补阳,固本杀虫。方中紫河车温肾补精、益气养血,为君药。龟版胶和鹿角胶滋阴潜阳、益肾健骨、温补肝肾、益精养血;冬虫夏草补肾益肺、止血化痰;蛤蚧补肺益肾、纳气定喘,是治疗肾不纳气之虚喘的要药,为臣药。生晒参大补元气、补脾益肺、生津安神;川贝、百部、白及清热润肺、化痰止咳,为佐药。蜈蚣、炮穿山甲息风镇痉、通络止痛、活血消癥,引导诸药到达病所,为使药。诸药合用,滋阴清热、补肾益肺,适用于肺肾两亏虚劳咳嗽、骨蒸潮热、盗汗遗精、腰膝酸软等症状。

治肺结核方五

组成:熟地20克,山茱萸12克,山药15克,黄芪30克,白术15克,茯苓15克,党参20克,沙参15克,地骨皮15克,百部15克,黄精12克,桑叶12克,麦冬15克,五味子6克,川贝母6克。水煎服,每日1剂,分早、晚两次餐后温服。

功效:益气养阴,清热润燥,滋补肺肾。

主治:结核病后期辨证属肺肾气阴两虚。症见咳嗽无力,气短懒言,纳少神疲,面色㿠白,舌质光淡,苔薄,脉细弱。

方解:痨虫蚀肺,耗损肺阴,阴伤气耗,阴虚不能化气,肺脾两虚,肺气不清,脾虚不健,故见咳嗽无力,气短懒言;脾虚运化功能失调,故见纳少神疲;气阴耗伤,机体失养,故见面色㿠白,舌质光淡,苔薄,脉细弱。方中黄芪补气升阳,白术健脾燥湿,茯苓利水渗湿,党参补中益气,四者共同起到补气健脾的作用。沙参养阴清肺,麦冬滋阴润肺,五味收敛肺气,三者共同起到滋阴润肺的作用。地骨皮清热凉血,百部润肺止咳,川贝母清热化痰,三者共用能起到清热止咳的作用。黄精补脾润肺,桑叶疏散风热,二者共同达到滋阴补肺,清热润燥的作用。熟地滋阴补血,山茱萸温肝补肾,山药健脾益胃,三者共同起到滋补肾阴的作用。诸药合用,益气养阴、清热止咳、润肺化痰,适用于气阴两虚、肺热咳嗽等症。

加减:咳嗽甚加百部、紫菀、橘红;喘甚加定喘汤。

六、肺气肿

组成:太子参30克,山药30克,五味子15克,白术15克,云茯苓15克,甘草5克,苏子10克,莱菔子10克,白芥子10克。水煎服,每日1剂,分早、晚两次餐后温服。

功效:培土生金,降气除痰。

主治:肺气肿、哮喘之缓解期、慢性支气管炎辨证属肺脾气虚、痰饮阻肺。

方解:方中太子参、山药、白术、云茯苓、甘草可以补益脾胃,增强脾胃功能,从而达到培土生金的效果。脾胃为后天之本,脾胃虚弱则为正气亏虚之源,正如李杲在《脾胃论》中提出"百病皆由脾胃衰而生也"。脾与肺共属太阴,母子相应,参与气血津液的生成、气机的调畅及水液的代谢。脾胃气虚、肺气易损是本病的根本病机,因此通过补益脾胃,可以使肺气得到滋养,从而达到治疗肺部疾病的目的。苏子、莱菔子、白芥子等药物具有降气化痰的作用,可以使肺气得以肃降,从而消除痰饮,缓解咳嗽、气喘等症状。甘草健脾益胃,同时调和诸药。诸药合用,共奏健脾补肺,降气平喘之功。

七、支气管扩张症

组成：百合 30 克,生地 20 克,百部 15 克,沙参 30 克,海蛤壳 30 克,白及 30 克,三七 5 克(研冲)。水煎服,每日 1 剂,分早、晚两次餐后温服。

功效：固肺敛肺,止咳止血。

主治：支气管扩张症,肺结核,百日咳,久咳,咳嗽痰血。

方解：中医认为支气管扩张属于中医学肺胀、咯血、咳嗽等范畴。肺和大肠相表里,在体合皮,开窍于鼻,其华在毛,其主要功能为主气、司呼吸,主宣发、肃降,通调水道。由于内伤、外感、久病等因素,造成脏腑功能失常,生成痰火,久滞肺部,干扰肺宣发肃降功能,发为咳嗽。而痰的生成,或由于外感风寒、风热未及时散出体外,致使肺气失宣,津凝生痰;或由于情志不畅,肺火灼津成痰等。病情反复不愈,肺肾功能受损,无法制阳,水亏火旺,致使肺络损伤,最终出现咯血。故而本方选用甘寒润滑之百合,能清肺润燥止咳、清心安神。百部质润多液,善于润肺止咳。白及质黏而涩,功专收敛止血,又能消肿生肌。海蛤壳苦寒,善清降肺热而化稠痰,兼能软坚散结。生地滋阴清热,凉血止血。沙参养阴清肺,化痰止咳。三七散瘀止血,消肿定痛。诸药合用,共同发挥清肺化痰、润肺止咳、敛肺止血的功效。

八、呼吸暂停综合征

组成：附片 10 克,干姜 10 克,桂枝 10 克,茯苓 30 克,白术 30 克,甘草 10 克,泽泻 15 克,牡蛎 30 克,龙骨 30 克,细辛 7 克。水煎服,每日 1 剂,分早、晚两次餐后温服。

功效：温阳化痰。

主治：呼吸暂停综合征辨证属阳虚痰浊壅滞。症见思睡,呼声如雷,时有暂停,舌淡胖苔白腻,脉沉弦。

方解：肾脏为先天之本,故而脏腑阳气皆与肾之元阳息息相关,肾阳虚衰而肺、脾之阳无以温煦,脾土为后天之本,由先天所养,主司宗气、水液,脾阳虚弱则肺金不固,既扰肺之主气,又生痰瘀阻邪,上阻于肺,致肺阳被遏,而肺阳不足,痰瘀胶结无以清除,阴盛阳虚,病情往复。《血证论》中有言:"内有瘀血,则阻碍气道,不得升降。"气虚无力而生瘀血,反阻气道,其中又指出"气壅则水壅,水壅即为痰饮",痰饮不散,关乎肺之通调水道,脾之精微运化,肾之分清别浊,诸脏阳衰而痰瘀难散,致病情迁延难愈。因此,本方重用附片温阳散寒,止痛;干姜温中散寒,回阳通脉;桂枝发汗解肌,温通经脉,三药合用,功能温阳散寒。茯苓利水渗湿,健脾宁心;白术健脾益气,燥湿利水;泽泻利水渗湿,泄热,三药合用,具有利水渗湿之效。牡蛎重镇安神,潜阳补阴;龙骨镇惊安神,平肝潜阳,此二者能安神止痛。细辛祛风散寒,通窍止痛。甘草调和诸药,补中益气。综上,本方的主要功效是温阳散寒、利水渗湿、安神止痛。

第三节　脾胃疾病

一、脾胃病(胃脘痛)

● 治脾胃病方一

组成：黄芪 30 克,白芍 30 克,党参 15 克,白术 12 克,云茯苓 15 克,砂仁 6 克,半夏 10 克,桂枝 10 克,佛手 5 克,陈皮 10 克,瓦楞子(煅)15 克,甘草 5 克。水煎服,每日 1 剂,分早、晚两次餐后温服。

功效：健脾益气,温中和胃。

主治：胃、十二指肠溃疡,慢性胃炎,胃肠神经症等慢性胃病,辨证属脾失健运、胃阳不足、脾胃虚寒。症见脘痛腹胀,喜暖喜按,遇寒加重,脘痛隐隐,脘部如坠,空腹为甚,食入稍减,便形不实,神疲乏力,少食纳呆,胃镜检查见胃黏膜呈淡红色或苍白色,黏膜粗乱,或见散在斑片状充血,舌淡胖大,苔薄白或白滑,或边有齿印,脉沉细弱或浮大无力。

方解：脾与胃同居中焦,以膜相连,一脏一腑,互为表里,共主升降,故脾病多见于胃,胃病亦可及于脾。若脾阳不足,则寒自内生,胃失温养,故见胃痛隐隐、绵绵不休、喜温喜按、神疲纳呆;脾阳不足,则手足不温、大便溏薄;或中焦虚寒,统血无力,血溢胃肠,故见便血、腹部隐痛;舌淡苔白、脉虚弱或迟缓为脾胃虚寒之象。本方重用黄芪补气升阳;白芍与黄芪配伍,可养血调经,敛阴止汗,柔肝止痛,平抑肝阳;党参、白术补中益气、健脾益肺;云茯苓、砂仁化湿开胃,温脾止泻;半夏、桂枝燥湿化痰,降逆止呕,消痞散结,温通经脉,助阳化气;佛手、陈皮疏肝理气,和胃止痛,燥湿化痰,缓解胃脘胀满和疼痛;瓦楞子消痰化瘀,软坚散结,制酸止痛,对于胃脘疼痛和胃酸过多有较好的缓解作用;甘草调和诸药,补脾益气,缓急止痛。诸药合用,健脾益气,疏肝理气,和胃止痛,对于脾胃虚弱、气血不足、胃脘疼痛等症状有较好的治疗效果。

加减：嗳气泛酸加黄连、吴茱萸,或合用乌贝散(乌贼骨85%,浙贝母15%,研为极细末,每服2～3克);寒象明显加良姜、肉桂,甚加附片、吴茱萸、川椒;肝郁加柴胡、香附;兼吐血便血者加侧柏叶、白及、阿胶、三七末(冲)。

治脾胃病方二

组成：沙参15克,麦冬12克,玉竹12克,生地12克,白芍12克,甘草6克,半夏3克,川楝子6克,当归10克,石斛12克,枸杞12克。水煎服,每日1剂,分早、晚两次餐后温服。

功效：甘凉养胃,柔肝益阴。

主治：胃、十二指肠溃疡,慢性胃炎,胃肠神经症等慢性胃病,辨证属肝脾阴伤、胃阴亏虚。症见脘腹疼痛,嘈杂烧灼,知饥少纳,咽干口燥,便秘,胃酸缺乏,胃镜检查见胃黏膜轻度充血、分泌物偏少或见腺体萎缩,舌质光红少苔或剥或有裂纹,脉细数或弦细。

方解：叶天士《临证指南医案·脾胃门》："所谓胃宜降则和者,非用辛开苦降,亦非苦寒下夺以损胃气,不过甘平或甘凉濡润,以养胃阴,则津液来复,使之通降而已矣。""太阴湿土,得阳始运;阳明燥土,得阴自安。"主张治疗胃病宜以滋阴为主。若兼有情志不遂,抑郁或恼怒可导致肝疏泄失常。肝属木,主疏泄,主调畅气机和情志,促进着气升降出入的有序运动和气血运行。肝失疏泄可以致肝气亢奋或肝气郁结,进而出现气血不调,肝气横逆犯胃,脾失健运,胃气阻滞,亦致胃失和降,而发胃痛。方中沙参、麦冬滋阴润燥、清热生津,为君药;石斛、玉竹、生地、白芍、当归等养血调经、平肝止痛,为臣药;半夏、川楝子行气止痛,为佐药;甘草调和诸药,为使药。本方以养阴清热为主,兼以疏肝理气和胃降逆、补血活血等作用,适用于肺胃阴虚、肝郁气滞等所致的病症。

加减：肝郁明显者加佛手、刺蒺藜;呃逆加竹茹、山栀子;口渴加天花粉,甚加乌梅；吞酸加左金丸；灼热加白花蛇舌草、蒲公英；低酸酚加乌梅、木瓜、山楂；大便艰涩加瓜蒌、决明子；便秘加瓜蒌仁、火麻仁；食少加谷芽、绿梅花。

治脾胃病方三

组成：玄胡12克，香附12克，丹参30克，檀香6克，砂仁6克，五灵脂6克，蒲黄6克，佛手10克，百合30克，台乌10克。水煎服，每日1剂，分早、晚两次餐后温服。

功效：疏肝理气，活血化瘀。

主治：胃、十二指肠溃疡，慢性胃炎，胃肠神经症等慢性胃病，辨证属肝脾气滞血瘀。症见胃脘疼痛，或刺痛、锐痛，痛点固定，胃镜多见腺体萎缩或伴肠腺化生异型增生，舌质暗红或暗紫瘀斑，舌底络脉多青长而粗乱，脉涩滞不畅。偏气滞者，痛无定处，痞满连及两肋，时聚时散，苔薄白，脉弦；偏血瘀者，痛有定处，呈刺、锐痛，舌质多暗紫或见瘀斑，舌底络脉多青长而粗乱，脉涩滞者。

方解：胃痛与肝脾密切相关，临床的胃痛多以胃气壅滞，失于和降为基本病机。正如张锡纯在《医学衷中参西录》所云："治因肝气不舒，木郁克土，致脾胃之气不能升降。"本病病位虽在胃，但与肝脾相关。脾宜升为健，胃宜降为和，脾胃乃气机升降的枢纽。然其升降依赖于肝气的疏泄，肝为木脏，喜条达舒畅而恶抑郁，常因情志所伤。郁怒伤肝，肝失疏泄，既可导致脾胃升降失常，又能影响胆汁的分泌，从而引发脾胃病变出现胃痛，日久不愈化火者，症状加剧。总之，此类胃痛，肝郁是因，为本；胃滞是果，为标。治疗的关键是疏肝解郁化火，辅以调理脾胃。方中玄胡辛散苦泄温通，善于活血行气止痛，尤善治胸腹诸痛；香附疏肝理气、调经止痛；丹参活血祛瘀、通经止痛；檀香行气温中止痛、散寒调中；砂仁醒脾和胃、化湿行气、温中止泻；五灵脂活血止痛、化瘀止血；蒲黄止血、化瘀、利尿，与五灵脂配伍，活血祛瘀而止痛；佛手疏肝理气、和胃止痛、燥湿化痰，可助香附疏肝理气，又能和胃调中；百合养阴润肺、清心安神，与其他药物配合，使全方在理气活血的同时，兼顾阴液；台乌行气止痛、温肾散寒，能温通下焦之气，增强行气止痛之功。总体而言，本方以理气活血为主，兼顾滋阴、温肾和胃等作用，适用于肝郁气滞、瘀血阻滞等所致的多种病症，如胃脘痛、胸胁痛等。

加减：偏气滞加柴胡、枳壳、郁金；呃逆嗳气加旋覆花、代赭石；郁而化火加山栀、左金丸；瘀血重加桃仁、三棱、莪术；若挟郁热加白花蛇舌草、蒲公英；若兼气虚加党参、白术。

● 治脾胃病方四

组成：黄连6克，黄芩10克，山栀10克，干姜10克，吴茱萸6克，半夏10克，枳壳6克，厚朴10克，党参10克。水煎服，每日1剂，分早、晚两次餐后温服。

功效：辛开苦降，调理气机。

主治：胃、十二指肠溃疡，慢性胃炎，胃肠神经症等慢性胃病，辨证属寒热互结、虚实错杂。症见脘腹痞塞，胀满疼痛，口苦纳呆，胸中灼热，吞酸呕恶，以胃灼热而不喜凉饮为突出表现，或见肠鸣下利等，舌苔腻浊或见微黄，脉弦滑。

方解：叶天士言："盖太阴湿土，得阳始运；阳明燥土，得阴自安，以脾喜刚燥，胃喜柔润也。仲景急下存阴，其治在胃；东垣大升阳气，其治在脾。"方中黄连清热燥湿、泻火解毒，尤善清中焦湿热，"凡六腑以通为补，黄连味苦能降"，故为君药；黄芩清热燥湿、泻火解毒，可助黄连清中焦之热，加强清热燥湿之力，为臣药；山栀清热泻火、利湿除烦，能清泄三焦之火，导热下行，与黄连、黄芩相配合，增强清热泻火之功；干姜温中散寒、回阳通脉、温肺化饮，与大量苦寒药配伍，可防止苦寒伤中，起到反佐作用，同时还能温运脾阳，以恢复脾胃运化功能；吴茱萸散寒止痛、降逆止呕，既可助干姜温胃散寒，又能疏肝下气，"盖肝为起病之源，胃为传病之所"，故与黄连相配，体现了左金丸之意，肝胃同治，寒热并用；半夏燥湿化痰、降逆止呕，和胃降逆，以止呕呃之症，为佐药；枳壳理气宽中、行滞消胀，与厚朴相伍，增强行气消胀、除满之功，协助脾胃气机通畅；厚朴行气燥湿、消积除满，与枳壳配合，调理中焦气机，使气行则湿化、滞消；党参益气健脾，可防止苦寒药损伤脾胃之气，又能扶助正气，为佐使药。全方寒热并用、辛开苦降，共奏清热燥湿、理气和中、降逆止呕之效，适用于中焦湿热阻滞、脾胃升降失常所致的多种病症，如呕吐、胃痛、泄泻等。

加减：胃火炽盛加大黄；寒重可加附片、川椒；痛甚加细辛；气滞加台乌药、香附;湿浊盛加藿香、白豆蔻。

治脾胃病方五

组成:黄芩10克,连翘12克,败酱草20克,黄连6克,白花蛇舌草15克,白芍15克,蒲公英30克。水煎服,每日1剂,分早、晚两次餐后温服。

功效:清解郁热,安中和胃。

主治:慢性胃炎辨证属中焦郁热、邪热犯胃。症见中脘灼热、疼痛,口苦且干,嘈杂易饥或泛吐酸水苦水,大便干结,胃镜见胃黏膜充血水肿或糜烂等,舌红,苔薄白或薄黄,脉弦。

方解:黄芩清热燥湿、泻火解毒,善清上焦湿热,为方中清热之要药;连翘清热解毒、消肿散结,可疏散上焦风热,与黄芩相伍,增强清热泻火之力;败酱草清热解毒、消痈排脓、祛瘀止痛,能清解下焦热毒、瘀滞;黄连清热燥湿、泻火解毒,尤善清中焦湿热,与黄芩等配伍,加强清热燥湿解毒之功;白花蛇舌草清热解毒、利湿通淋,清利三焦热毒;白芍养血敛阴、柔肝止痛,与苦寒之品配伍,可防苦寒太过而伤阴,又能缓急止痛,调和诸药;蒲公英清热解毒、消肿散结,清解上、中、下三焦之热毒。诸药合用,共奏清解郁热、安中和胃之效,适用于热毒内盛所致的多种病症,如中脘灼热疼痛、湿热痢疾、湿热淋证等。

加减:吞酸加吴茱萸、海螵蛸、煅瓦楞子。

治脾胃病方六

组成:柴胡12克,白芍15克,香附12克,玄胡12克,川楝子12克,乌药12克,紫苏梗10克,炙甘草10克。水煎服,每日1剂,分早、晚两次餐后温服。

功效:疏肝理气,开郁和胃。

主治:慢性胃炎辨证属肝失疏泄、木郁犯胃。症见胃脘痞满,隐痛,痛引两胁或攻撑作痛,舌红苔薄白,脉弦。

方解:方中柴胡可以疏肝解郁、透热解肌、提升阳气;白芍养血敛阴,柔肝缓急,和血固藏肝血,柴胡配白芍一疏一敛,相得益彰,使得肝气不郁,阴血又能固守,相互为用,疏肝而不伤阴血,敛肝而不滞气机。香附疏肝解郁、调经止痛；玄胡活血行气止痛；川楝子疏肝泄热、行气止痛；乌药行气止痛，合用缓解气郁胃痛。紫苏梗理气宽中，有助于缓解胸脘间的痞闷感。炙甘草调和诸药，使各药协同作用，同时缓急止痛，缓解疼痛症状。本方适用于肝郁气滞引起的各种疼痛症状，如胃脘痛、胁肋胀痛、胸闷不适等。在一些医案中，本方被用于治疗慢性浅表萎缩性胃炎、肝郁反胃型胃脘痛等病症，取得了较好的疗效。

加减：痛甚加九香虫、玄胡；胀剧加枳壳、佛手；嗳气频繁加旋覆花、佛手；吞酸加左金丸。

● 治脾胃病方七

组成：藿香12克，佩兰12克，薏苡仁30克，白豆蔻10克，苍术12克，厚朴10克，茯苓12克，菖蒲12克。水煎服，每日1剂，分早、晚两次餐后温服。

功效：芳香化浊，醒脾和胃。

主治：慢性胃炎辨证属湿阻中焦、困遏脾胃。症见胸脘痞闷，纳呆少食，口淡无味，渴而少饮，肠鸣辘辘，大便稀溏，身倦困重，苔腻（黄腻多湿热，白腻多寒湿），脉细或缓。

方解：《临证指南医案·湿》："其伤人也，或从上，或从下，或遍体皆受，此论外感之湿邪，著于肌躯者也。"方中藿香芳香化湿，解表和中，为君药；佩兰、薏苡仁芳香化湿，发表解暑，利水渗湿，健脾止泻，为臣药；薏苡仁、白豆蔻化湿行气，温中止呕；苍术燥湿健脾，祛风散寒；厚朴燥湿消痰，下气除满；茯苓利水渗湿，健脾宁心，为佐药；菖蒲开窍豁痰，醒神益智，引药直达病所，为使药。本方在临床上常用于治疗慢性胃炎、胃肠型感冒等疾病，证属外感风寒，内有湿、食停滞者，均可收到良效。

加减：偏寒湿加半夏、陈皮、干姜；偏湿热加黄芩、黄连。

● 治脾胃病方八

组成：苍术12克，厚朴10克，焦山楂12克，神曲10克，麦芽15克，半夏10克，茯苓12克，陈皮10克，生姜10克。水煎服，每日1剂，分早、晚两次餐后温服。

功效：消食化积，理气开胃。

主治：急慢性胃炎辨证属饮食积滞中阻。症见胃脘饱胀痞痛，嗳腐吞酸，恶闻食臭，粪便异臭，舌苔厚腻，脉滑。

方解：方中厚朴行气宽中、消积导滞，适用于胃肠胀满、食欲不佳等症；苍术祛湿化浊、健脾开胃，两药合用既可加强行气消积之效，又可调和脾胃功能。山楂、神曲、麦芽消食化积；半夏燥湿化痰，降逆止呕，消痞散结；茯苓利水渗湿，健脾宁心；陈皮理气健脾，燥湿化痰；生姜解表散寒，温中止呕，温肺止咳，调和诸药，兼以和胃。

加减：积阻气滞作胀可加鸡内金、砂仁；大便不通、腹痛胀满加枳实、大黄；呕恶痞滞加香附、木香；油腻肉积所伤者，重用焦山楂；米食伤者，神曲、麦芽为主；面食伤者，莱菔子为主。

治脾胃病方九

组成：人参10克，黄芪30克，炒枳壳15克，鸡内金10克，升麻6克，防风10克，炙甘草10克，柴胡10克。水煎服，每日1剂，分早、晚两次餐后温服。

功效：升阳举陷、益胃健脾。

主治：胃下垂辨证属中气下陷所致。症见脘腹胀满，隐隐作痛，体倦乏力，饮食无味，或见大便坠胀，消瘦，舌淡白苔薄白，脉沉细弱。

方解：《脾胃论》："皆有脾胃先虚，而气不上行之所致也。"脾胃为营卫气血生化之源，脾胃气虚，纳运乏力，故饮食减少，少气懒言，大便稀薄；脾主升清，脾虚则清阳不升，中气下陷，故见肛脱、子宫下垂等。清阳陷于下焦，郁遏不达则发热；气虚腠理不固，阴液外泄则自汗。方中人参大补元气，补脾益肺；黄芪补气升阳，固表止汗，二者合用，增强补气效果，尤其适用于气虚下陷的病症。炒枳壳理气宽中，行滞消胀；鸡内金健胃消食，涩精止遗，二者合用，有助于增强胃肠功能，改善消化，特别适用于胃下垂引起的脘腹胀满等症。升麻发表透疹，清热解毒，升举阳气；防风祛风解表，胜湿止痛、止痉，二者合用，有助于提升阳气，祛风止痛，用于胃下垂引起的体倦乏力等症。炙甘草补脾和胃，益气复脉；柴胡和解表里，疏肝解郁，升阳举陷，二者合用，有助于调和药性，疏肝理气，升阳举陷，改善胃下垂引起的饮食无味、大便坠胀等症。

加减：兼肝郁者加柴胡、白芍；疼痛甚者加九香虫、延胡索；食欲缺乏者加炒白术、扁豆。

治脾胃病方十

组成：黄芪 150 克，人参 100 克，玄胡 100 克，白及 100 克，三七 50 克，海螵蛸 100 克，黄连 30 克，丹参 100 克，陈皮 50 克。共为细末。每服 6 克，每日 3 次，温开水送服或装空胶囊内吞服。

功效：补中益气，敛疮愈疡。

主治：胃及十二指肠溃疡证属气血亏虚、瘀血阻络。症见胃脘痛，舌淡，舌底脉络紫暗迂曲，少苔，脉沉弦涩。

方解：方中黄芪补气升阳；人参大补元气，复脉固脱，补脾益肺，生津养血，安神益智，两药配伍具有扶正固本、补气升阳、强心固脱、补虚生津的功效。玄胡活血、行气、止痛；白及收敛止血，消肿生肌；三七散瘀止血，消肿定痛；海螵蛸收敛止血，涩精止带，制酸止痛，收湿敛疮；黄连清热燥湿，泻火解毒；丹参活血祛瘀，通经止痛，清心除烦，凉血消痈；陈皮理气健脾，燥湿化痰。诸药合用，补气养血、活血化瘀、止痛消肿、清热解毒，适用于气血不足、瘀血阻滞之胃痛。

加减：疼痛加剧可增加三七的用量到 100 克、莪术 80 克；面色苍白、头晕眼花、心悸失眠等血虚表现时加当归 100 克；瘀血症状相对较轻，可适当减少丹参和玄胡的用量，丹参可减至 80 克，玄胡减至 80 克。

治脾胃病方十一

组成：党参 30 克，白术 20 克，茯苓 20 克，炙甘草 10 克，木香 10 克，砂仁 10 克，陈皮 10 克，法半夏 10 克，炒枳壳 13 克，延胡索 20 克，川楝子 16 克，白芍 20 克，白芷 20 克，厚朴 10 克。水煎服，每日 1 剂，分早、晚两次餐后温服。

功效：益气健脾，行气化湿，和胃止痛。

主治：慢性胃炎、功能性消化不良、胃溃疡缓解期等，辨证属脾虚气滞、湿阻中焦。症见脘腹胀满或疼痛，食后加重，嗳气反酸，食欲不振，大便溏薄或黏滞不爽，肢体困重，舌淡胖有齿痕，苔白腻，脉濡缓或弦细。

方解：《景岳全书》云："脾主运化，若脾虚不运，则湿浊内生，气机壅滞。"

本方以四君子汤(党参、白术、茯苓、炙甘草)合香砂六君子汤加减化裁,针对脾虚为本、气滞湿阻为标的病机,补中寓通,标本同治。方中党参、白术、茯苓、炙甘草,四君子汤主药,党参补中益气,白术燥湿健脾,茯苓渗湿利水,炙甘草调和诸药,共复脾胃运化之职,治脾虚之本;木香行气止痛,砂仁醒脾化湿,陈皮理气燥湿,厚朴下气除满,四药协同,破气滞、消胀满,尤善化解脘腹痞闷;半夏燥湿化痰、降逆止呕,枳壳宽中行滞,合用以通降胃气,助脾升胃降之枢机;延胡索、川楝子:金铃子散核心,疏肝行气、活血止痛,针对气滞血瘀之脘胁疼痛,白芍、白芷:白芍柔肝缓急,白芷散寒止痛,二者合用缓解痉挛性疼痛,兼制行气药之辛燥。

加减:寒湿偏重加干姜10克、草豆蔻10克,温中散寒化湿;湿热蕴结:去党参,加黄连6克、蒲公英20克,清热燥湿;食积不化:加焦山楂15克、炒麦芽30克,消食导滞;胃酸过多:加乌贼骨20克、煅瓦楞子30克,制酸护膜;久病瘀阻加丹参20克、三七粉3克(冲服),活血化瘀。

治脾胃病方十二

组成:党参20克,茯苓20克,陈皮13克,炒枳实10克,木香10克,砂仁10克,炒山楂16克,炒麦芽16克,干姜13克,炒六神曲16克,谷芽16克,乌药16克,百合30克,石斛16克,麦冬16克,香橼16克。水煎服,每日1剂,分早、晚两次餐后温服。

功效:健脾和胃,消食导滞,行气止痛。

主治:慢性胃炎、功能性消化不良、胃食管反流病等,辨证属脾虚气滞、食积不化、兼阴津不足证。症见脘腹胀满或疼痛,嗳气反酸,食欲不振,食后胀甚,大便溏薄或干结不爽,口干咽燥,疲倦乏力,舌淡胖有齿痕、苔白腻或薄黄,脉弦细或滑。

方解:《景岳全书》云:"脾胃气滞,则升降失司,纳化失常。"本方以健脾行气为主,辅以消食养阴,针对脾虚气滞、食积郁久化热伤阴之复杂病机,通补兼施,调和脾胃。方中党参补中益气,茯苓健脾渗湿,二者复脾运化之职,治气虚之本;陈皮理气燥湿,砂仁醒脾化湿,合用以醒脾开胃,化解脘痞纳呆;焦三仙(山楂、麦芽、神曲)加谷芽,消食化积,尤善消米面肉食之滞,适用于食积脘腹胀满、嗳腐吞酸;木香行气止痛,乌药温中散寒,香橼疏肝理气,枳实破气消积,四药协同,通降胃气,缓解胀痛;干姜温中散寒,防消导药过伐脾胃阳气;百合、石斛、麦冬养阴润燥,针对食积郁久化热伤阴之口干咽燥,调和行气药之辛燥。

加减:寒湿偏重加附子6克、草豆蔻10克,增强温中散寒之力;湿热蕴结去干姜,加黄连6克、蒲公英20克,清热燥湿;阴虚明显加沙参15克、玉竹15克,滋阴生津;胃痛顽固加延胡索15克、九香虫10克,活血通络止痛;便秘干结加火麻仁20克、决明子15克,润肠通便。

治脾胃病方十三

组成:生晒参10克,当归13克,白芍16克,柴胡10克,茯苓20克,白术20克,炙甘草10克,陈皮10克,黄连10克,吴茱萸3克,炒山楂16克,炒麦芽16克,枳实10克,炒六神曲16克,川楝子10克,海螵蛸16克,浙贝母16克。水煎服,每日1剂,分早、晚两次餐后温服。

功效:疏肝健脾,和胃止痛。

主治:慢性胃炎、胃食管反流病、功能性消化不良合并胃酸过多,辨证属肝郁脾虚、气滞食积,兼胃热酸逆。症见脘腹胀满或疼痛,胁肋胀闷,嗳气吞酸,嘈杂反胃,食欲不振,食后胀甚,大便溏结不调,舌红苔黄腻或薄白,脉弦滑。

方解:《丹溪心法》云:"气郁则痰聚,食积则热生。"本方以疏肝健脾为本,兼顾消食、清热、制酸,针对肝郁克脾、气滞食积化热、胃酸上逆之复杂病机,通补兼施。方中柴胡疏肝解郁,白芍柔肝止痛,当归养血和血,川楝子行气泻热,四药协同调和肝脾,缓解胁痛胀满("木郁达之");生晒参、白术、茯苓、炙甘草为四君子汤化裁,益气健脾,复脾运化之职,治脾虚之本;枳实破气消积,陈皮理气燥湿,二者通降胃气,消脘腹胀满;焦三仙消食导滞,化米面肉食之积,治嗳腐吞酸;黄连、吴茱萸为左金丸配伍,清肝泻火,降逆止呕,治嘈杂反酸;海螵蛸、浙贝母为乌贝散核心,制酸止痛,修复胃黏膜,针对胃酸过多、胃溃疡。

加减:气滞甚加香附15克、郁金15克,增强疏肝理气之力;血瘀证加丹参20克、三七粉3克(冲服),活血化瘀;湿热重加蒲公英30克、黄芩10克,清热燥湿;便秘干结加决明子15克、厚朴10克,通腑泄热;脾虚甚加山药30

克、芡实20克,健脾止泻。

二、萎缩性胃炎

组成：黄芪30克,党参15克,白术12克,白芍30克,当归10克,三棱10克,莪术10克,丹参30克,黄连6克,蒲公英30克。水煎服,每日1剂,分早、晚两次餐后温服。

功效：健脾养胃,活血和络。

主治：萎缩性胃炎辨证属脾虚血瘀。症见胃脘痛,舌淡或暗,苔白腻,脉沉弦。

方解：中医认为萎缩性胃炎的病因主要包括饮食不节、情志失调和劳倦内伤。饮食不节会导致脾胃受损,情志失调会影响肝的疏泄功能,劳倦内伤则会损伤脾胃的运化功能。这些因素导致脾胃气机升降失调,最终形成浊毒内蕴、阻滞胃络的病理状态。方中黄芪补气,党参补气养血,与黄芪配伍用于因气血不足导致的体倦乏力、面色萎黄。白术健脾益气,使脾胃运化功能正常。白芍养血调经,当归为补血活血,两者合用活血通络,用于血虚兼血瘀。三棱、莪术破血行气、消积止痛,破除瘀血,消散体内的癥瘕积聚,用于瘀血阻滞的肿块、瘀血导致的疼痛等。黄连清热燥湿、泻火解毒,善于清除中焦湿热,用于脾胃湿热引起的痞满、呕吐、泄泻;蒲公英清热解毒、消肿散结,用于热毒引起的痈肿疔疮、乳痈,在本方中,蒲公英与黄连配合,增强清热解毒的力量,同时也可能对体内一些炎症性的病理产物起到消除作用。诸药合用,具有补气、养血、活血化瘀等作用。

加减：胃痛隐隐,空腹痛甚,得食则缓,劳累后疼痛发作或加重,食少神疲乏力,舌淡,脉细弱,表现为脾胃气虚,重用黄芪、加人参、茯苓;脘腹灼热,口干咽燥,舌红少苔,为偏阴虚,加麦冬、山药、玉竹、石斛;胃酸缺乏,加乌梅、木瓜、甘草;脘痛腹胀,喜暖喜按,脾胃虚寒,加高良姜、香附,若寒重,可加吴茱萸、干姜、丁香;脘腹胀满,连及胁肋,加佛手、香橼皮、玫瑰花;清热理气选川楝子、枳壳;饱胀厉害,嗳气频作,加旋覆花、厚朴花、陈皮;满甚加半夏、干姜、黄芩;脘痛如钻,疼痛固定,加玄胡、灵脂、红花、桃仁;肠上皮化生及异型增生加白花蛇舌草、半枝莲、黄药子、蒲公英。

三、胆汁反流性胃炎

组成：党参 30 克，白术 15 克，云苓 15 克，甘草 5 克，吴茱萸 6 克，黄连 6 克，威灵仙 15 克，桔梗 10 克，枳壳 5 克，柴胡 10 克，白芍 20 克。水煎服，每日 1 剂，分早、晚两次餐后温服。

功效：健脾疏肝，降逆止呕。

主治：胆汁反流性胃炎、反流性食管炎、胃溃疡、胃窦炎，辨证属湿浊内蕴。症见呃逆、呕吐、舌红，苔浊腻，脉弦滑。

方解：《灵枢·四时气》："善呕，呕有苦……邪在胆，逆在胃，胆液泄则口苦，胃气逆则呕苦，故曰呕胆。"描述胆汁反流性胃炎的主要症状是呕吐苦水，其病因为胆气上逆，胃气不降，导致胆汁逆流至胃。《难经·二十四难》："胆在肝之短叶间，盛精汁三合。"胆附于肝，贮存胆汁，胆汁由肝之余气所化生，汇集于胆，泄于小肠，参与食物的消化。胃主受纳，腐熟水谷，胃失和降，气机上逆，可引起胆汁反流。本方中党参补益脾胃之气，改善脾胃虚弱导致的气短、食少等症状；白术燥湿利水，配伍党参加强健脾益气的功效，对于脾虚引起的水湿内停，如腹胀泄泻等有较好的改善作用；云苓与白术协同，在健脾的同时，侧重于利水渗湿，可将体内多余的水分通过尿液排出，减轻水肿。甘草起到调和诸药的作用，同时本身也有补脾益气的功效。吴茱萸与黄连二者合用温寒清热。柴胡和解表里、疏肝升阳；枳壳理气宽中、行滞消胀，与柴胡相伍，一升一降，有助于调整人体的气血升降平衡；白芍养血调经、敛阴止汗、柔肝止痛、平抑肝阳，制约柴胡、枳壳疏散太过。威灵仙祛风除湿、通络止痛。桔梗调节肺气有助于全身气机的运行。

加减：气虚明显加黄芪；湿邪较重加薏苡仁；如果云苓祛湿效果不够理想，可减少其用量，换为泽泻。

四、幽门螺杆菌感染性胃炎（胃脘痛）

组成：党参 15 克，白术 12 克，云苓 15 克，白芍 30 克，丹参 30 克，红花 10 克，黄芩 10 克，仙鹤草 15 克，黄连 6 克，吴茱萸 10 克，山楂 12 克，神曲 10 克，甘草 10 克。水煎服，每日 1 剂，分早、晚两次餐后温服，连服 2 月。

功效：健脾益气，祛邪养胃。

主治：幽门螺杆菌感染性胃、十二指肠炎症辨证属中虚气滞、热郁血瘀。症见脘腹胀满或隐痛，胃脘灼热，反酸嘈杂，食欲不振，消化不良，体倦乏力。

方解：中医理论认为"邪之所凑，其气必虚"，幽门螺杆菌感染的发病之本为脾胃虚弱，正如《脾胃论》曰："内伤脾胃，百病由生。"脾胃失调，则运化失常，湿邪内生，加之外邪侵袭，引发疾病。方中党参补中益气、养血生津；白芍养血调经、敛阴止汗，与党参配伍，补气养血。丹参和红花二者均有活血化瘀之功，丹参活血调经、祛瘀止痛、凉血消痈、除烦安神，红花活血通经、祛瘀止痛，二者与党参、白芍共同调节气血，使气血运行通畅，防止气血瘀滞。白术健脾益气、燥湿利尿；云苓利水消肿、健脾宁心，与白术配伍增强健脾利水之功，使脾胃运化水湿正常。山楂消食化积、行气散瘀；神曲消食和胃，二者促进食物的消化吸收，减轻脾胃负担，促进气血的生成。甘草补脾益气，在脾胃调理方面起到调和诸药、辅助增强脾胃之气的作用。黄芩、黄连清热燥湿、泻火解毒，清除体内的湿热之邪，舒畅气机，有助于气血的通畅运行和脾胃功能的正常发挥。仙鹤草收敛止血、截疟、止痢、解毒，其解毒功能可辅助黄芩、黄连清除体内热毒。吴茱萸散寒止痛、降逆止呕、助阳止泻。

加减：兼见胃阴虚加沙参、麦冬；气滞明显加香附、枳壳。

五、腹痛

◎ 治腹痛方一

组成：高良姜15克，香附10克，小茴香15克，炒白芍30克，柴胡10克，附片10克，党参15克。水煎服，每日1剂，分早、晚两次餐后温服。

功效：温里散寒，理气止痛。

主治：急慢性胃炎、肠炎、胃溃疡、胃肠功能紊乱等，辨证属寒邪内阻。症见腹痛、得温痛减。

方解：《医学真传·心腹痛》云："夫通则不痛，理也。但通之之法，各有不同。调气以和血，调血以和气，通也；下逆者使之上行，中结者使之旁达，亦通也。虚者，助之使通；寒者，温之使通，无非通之之法也。若必以下泻为通，则妄矣。"《素问·举痛论》云："寒气客于肠胃之间，膜原之下，血不得散，小络急引,故痛。""寒气客于小肠,小肠不得成聚,故后泄腹痛矣。"指出寒邪会导致腹痛的发生。方中高良姜温中散寒;香附疏肝解郁,二者配伍用于肝郁气滞、胃寒脘痛等症。小茴香散寒止痛、理气和胃,与香附合用于寒凝气滞引起的疼痛。炒白芍养血柔肝、缓中止痛;柴胡疏肝升阳,二者配伍用于肝郁血虚引起的胸胁隐痛、月经不调等症。附片回阳救逆、补火助阳;党参补中益气,二者配伍用于阳气不足、脾胃虚弱等症。诸药合用,功能温中散寒、疏肝解郁、理气止痛,适用于肝郁气滞、胃寒脘痛、月经不调等症状。

加减: 气滞疼痛较重可加重香附、小茴香的用量,以增强行气止痛的效果;寒凝症状明显可增加高良姜的用量,或加吴茱萸、肉桂;肝郁化火可加入栀子、黄芩;血瘀加延胡索、川楝子;脾胃虚弱可增加党参的用量,或加白术、茯苓。

治腹痛方二

组成: 大黄 8 克,桃仁 10 克,枳壳 15 克,厚朴 10 克,芒硝 10 克,黄芩 10 克,栀子 10 克,乌药 10 克。水煎服,每日 1 剂,分早、晚两次餐后温服。

功效: 清热导滞。

主治: 急性单纯性肠梗阻、粘连性肠梗阻、急性胆囊炎、急性胰腺炎、急性阑尾炎等,辨证属湿热壅滞。症见便秘、腹痛等。

方解:《素问·太阴阳明论》:"阳道实,阴道虚。"大肠泄而不藏,多实多热。叶天士《临证指南医案》提出"六腑以通为用"。方中大黄泻下攻积,清除肠道积滞、清热泻火、凉血解毒、逐瘀通经。桃仁与大黄配伍,增强活血祛瘀的功效,有助于消除瘀血。枳壳善于"泄腹中滞塞之气,削腹内连年之积",与厚朴配伍行气消积、化痰散痞,消除腹部胀满和痞闷感。芒硝泻下攻积、润燥软坚,与大黄配伍增强泻下的效果。黄芩、栀子清热燥湿、泻火解毒,清除体内湿热。乌药行气止痛、温肾散寒,缓解腹部疼痛和寒凝气滞。诸药合用,功能泻下攻积、清热泻火、凉血解毒、逐瘀通经、行气止痛,适用于热结便秘、瘀血内阻、湿热内蕴等症。

加减: 若热邪较重,高热、烦躁、口渴引饮,可加大黄芩、栀子的用量,黄芩可加到 15~20 克,栀子加到 15 克;还可加入石膏 30 克、知母 10 克。当热邪较轻,同时有阴虚的表现,如口干、舌红少苔等,可减少黄芩、栀子的用量,黄芩减为5克,栀子减为5克。

● 治腹痛方三

组成：生白芍20克,甘草5克,川楝子15克,玄胡15克,郁金15克,炒白芍10克,炙甘草5克,乌药10克,乳香10克,没药10克,生蒲黄10克。水煎服,每日1剂,分早、晚两次餐后温服。

功效：疏肝和络,活血止痛。

主治：慢性肝炎、慢性胆囊炎胆石症、慢性胃炎、消化性溃疡等,辨证属气滞血瘀。症见腹痛、口苦。

方解：《素问·调经论》认为"血气不和百病乃变化而生""气为血之帅,血为气之母"。气机日久不畅,瘀血内结,血瘀日久,阻滞更重,故治疗上理气、行气、活血、化瘀并用,进而起到通则痛缓的疗效。方中生白芍、炒白芍养血调经、平肝止痛、敛阴止汗,方中生白芍用量较大,增强养血调经的作用;而炒白芍增强止痛效果。甘草、炙甘草补脾益气、清热解毒、祛痰止咳、缓急止痛。川楝子、玄胡、郁金行气止痛,川楝子疏肝泄热、行气止痛,玄胡活血、行气、止痛,郁金活血止痛、行气解郁、清心凉血、利胆退黄,用于肝郁气滞、血瘀等引起的胸腹胁肋疼痛。乌药行气止痛、温肾散寒,乳香、没药活血行气止痛、消肿生肌,三药合用增强止痛效果,尤其用于气滞血瘀引起的疼痛。生蒲黄止血、化瘀、通淋,用于血瘀引起的各种症状,同时也可能起到一定的止血作用。

六、食管贲门失弛缓症

组成：黄芪30克,太子参30克,白术15克,云苓15克,甘草5克,半夏10克,白芍15克,台乌12克,威灵仙15克。水煎服,每日1剂,分早、晚两次餐后温服。

功效：健脾益气,降逆缓急。

主治：食管贲门失弛缓症辨证属脾虚肝郁。症见吞咽困难或进食哽噎、胸脘胀满或隐痛,体倦乏力,消瘦。

方解：食管贲门失弛缓症可归属于"噎膈"范畴,可因忧思伤脾,郁怒伤肝,酒食伤胃致气郁、痰阻、血瘀为患。方中黄芪味甘性微温,补气升阳,太子参补气生津,用于脾虚食少、倦怠乏力、津亏口渴等症,增强黄芪补气功效。白术健脾益气、燥湿,用于脾虚导致的食少便溏、倦怠乏力等症。云苓利水渗湿、健脾宁心,使脾胃湿气运化功能正常。半夏燥湿化痰、降逆止呕。白芍养血敛阴、缓急止痛。台乌活血行气止痛。甘草调和诸药,补脾益气。威灵仙祛风除湿、通络止痛。此方通过黄芪、太子参、白术、甘草四味补气之品为主,以加强正气,扶助脾胃;配伍白芍、台乌、威灵仙则有调理气血、疏肝理气、祛风除湿的作用,尤其适合于气血不足而兼见气滞或湿阻的症状。

加减:寒象明显加入附子、肉桂;伴有消化不良、脘腹胀满感,加陈皮、枳壳;失眠、焦虑明显者,加酸枣仁、夜交藤。

七、食管癌(噎膈)

组成:土元、炙全蝎、炙蜈蚣、炙守宫、炙僵蚕、炙蜂房、制海藻各30克。共研细末,每服5克,每日3次,用西洋参(阳气虚者用红参)煎汤送服。

功效:消坚破结,解毒化癥,扶正祛邪。

主治:中晚期食管癌,控制进展、缓解临床症状,延长生存期,辨证属痰瘀毒蕴、正虚不运。症状以吞咽梗阻、胸痛消瘦为主,兼见痰涎壅盛、气血亏虚。

方解:《灵枢·平人绝谷》云"血脉和利,精神乃居"。王清任《医林改错》中对瘀血证治提出和利血脉、化瘀。通过改善瘀血状态,调节气血运行,让机体气血通畅,抑制肿瘤的生长和转移。方中虫类物土元破血逐瘀,炙全蝎、炙蜈蚣通络止痛、攻毒散结,炙守宫解毒散结,炙僵蚕化痰散结,炙蜂房攻毒消肿,用于治疗各种痈疽肿毒等症。制海藻消痰软坚、利水消肿,用于治疗瘿瘤、瘰疬等症。该方用于与风、痰、毒相关的疾病,以消坚破结,解毒化癥,扶正祛邪。

加减:消化不良加入山楂、建曲、麦芽;失眠加酸枣仁、柏子仁、夜交藤。

八、食管炎

组成:三七100克,郁金100克,贝母100克,黄连50克。为末,蜂蜜为丸,每丸5克。每服1丸,放舌下含化后慢慢咽下,每日3~5次。

功效：化痰散瘀，清热利咽。

主治：食管炎辨证属痰瘀热毒胶结。症见吞咽灼痛、咽部黏痰、反酸黑便，经胃镜确诊为食管炎。

方解：方中三七"止血不留瘀、化瘀不伤正"，散瘀止血、消肿定痛，用于出血、瘀血证。郁金活血止痛、行气解郁，用于胸胁刺痛等症。贝母清热化痰、润肺止咳、散结消肿，用于咳嗽痰多、咽痛、肺热等症。黄连清热燥湿、泻火解毒，用于湿热、热盛者。三七和郁金配伍，加强活血化瘀、消肿止痛的作用。

加减：瘀毒内阻胃痛加三棱、莪术、蒲黄、五灵脂等；便干加胡麻仁、郁李仁等；呕血、便血加仙鹤草、血余炭等；便溏加白术、薏苡仁。

九、慢性结肠炎（泄泻）

组成：木香10克，黄连6克，柴胡10克，白芍15克，枳壳10克，甘草10克，太子参30克，白术15克，云苓15克。水煎服，每日1剂，分早、晚两次餐后温服。

功效：健脾疏肝，行气止痛。

主治：慢性结肠炎辨证属脾虚肝郁，湿热蕴结。症见食欲不振，腹泻，腹痛，便秘，便血等。

方解：《素问·六节藏象论》："肝者罢极之本，魂之居也。"《素问·灵兰秘典论》："脾胃者，仓廪之官，五味出焉。"肝脾在饮食消化吸收和营养物质的分布中起关键作用。方中太子参、白术、云苓健脾益气，柴胡、白芍疏肝解郁，木香行气止痛，共同起到健脾舒肝的作用。木香、枳壳行气消胀止痛，甘草调和诸药，缓解疼痛。黄连清热燥湿，泻火解毒，用于慢性结肠炎伴随湿热症状。

加减：腹痛明显加砂仁、玄胡；泄泻较甚加石榴皮、乌梅；食欲缺乏者加麦芽、鸡内金、山楂；久泻不止加赤石脂、补骨脂。

十、便秘

❀ 治便秘方一

组成：党参15克，白术50克，肉苁蓉30克，当归20克，鸡血藤30克，瓜蒌仁15克,火麻仁15克。水煎服,每日1剂,分早、晚两次餐后温服。

功效:补益脾肾,润肠通便。

主治:习惯性便秘、老年性便秘,辨证属脾肾虚亏。

方解:《素问·厥论》云:"太阴之厥,则腹满胀,后不利,不欲食,食则呕,不得卧。"脾主运化,脾气虚弱,运化功能失常,水谷精微和水液不能正常输布。大肠传导功能依赖脾胃运化的气血精微滋养,脾虚气血生化不足,大肠失于濡养,传导无力,从而引起便秘,表现为大便并不干结,但排便困难,伴有神疲乏力、面色萎黄、纳食减少等脾虚症状。肾主五液,司二便。肾阳温煦推动脏腑的生理活动,肾阳不足不能温煦脾阳,脾胃运化功能受损;肾阳不足肠道失于温煦,阴寒内盛,大肠传导功能失常,糟粕不能正常下行而形成便秘,表现为大便艰涩、排出困难,伴有腰膝冷痛、畏寒肢冷等肾阳不足的症状。方中党参、白术配伍增强脾胃功能,提高身体的营养吸收能力,同时也有助于肺气的滋养。当归、鸡血藤配伍促进血液循环,缓解血虚引起头晕目眩、面色萎黄等。肉苁蓉、瓜蒌仁、火麻仁滋润肠道,缓解便秘症状。

加减:若便秘症状严重,火麻仁用至30克;若气虚症状明显,党参用至30克;若血虚症状明显,当归用至30克;若脾虚症状明显,白术用至60克。

治便秘方二

组成:大黄20克,芒硝30克,炒火麻仁60克,当归20克,肉苁蓉30克,枳实26克,白术30克,厚朴13克。水煎服,每日1剂,分早、晚两次餐后温服。

功效:峻下热结、滋阴润肠。

主治:习惯性便秘、老年性便秘,辨证属阳明腑实证与津枯便秘并见。症见大便干结如羊屎,数日一行,腹胀痛拒按、按之硬满,口干口臭,舌红苔黄燥,神疲乏力、气短懒言。

方解:方中大黄、芒硝泻热通腑,软坚散结,直接攻逐肠道燥屎(《伤寒论》大承气汤法);火麻仁、肉苁蓉润肠通便兼补肝肾,缓解阴血不足之肠燥;枳实、厚朴破气除满,促进肠蠕动,缓解腹胀硬满;白术、当归:白术健脾益气以防泻下伤脾;当归补血活血,改善血虚肠燥。

加减:热毒炽盛加大黄至30克,加黄芩10克清肺胃热;阴虚明显加麦冬

15 克、玄参 15 克滋阴生津;气虚甚者加黄芪 30 克补气升阳,增强推动力;腹痛剧烈加白芍 30 克、甘草 10 克缓急止痛;老年肾阳虚:加附子 10 克(先煎)、肉桂 5 克温阳通便。

第四节　肝胆疾病

一、肝硬化(积聚)

治肝硬化方一

组成:柴胡 10 克,枳壳 10 克,当归 10 克,白芍 12 克,香附 12 克,白术 15 克,茯苓 12 克,党参 12 克,陈皮 10 克,川芎 12 克,炙甘草 10 克。水煎服,每日 1 剂,分早、晚两次餐后温服。

功效:疏肝健脾,活血理气。

主治:肝硬化初期辨证属肝郁脾虚。初期肝脏代偿功能良好,症状相对轻,症见胃纳减少,胸闷腹胀,两胁胀痛,嗳气不舒,四肢倦怠乏力,便溏,面色萎黄,入暮可有足胫微肿,舌质或红或淡,舌体较胖或边有齿痕,脉虚弦;肝脏轻度增大,血清白蛋白稍低。

方解:肝主疏泄,调畅气机,促进脾胃运化功能升降有序。脾主运化水谷精微,肝郁气滞,横逆犯脾,脾失运化。肝郁脾虚者,情绪抑郁或急躁易怒,胸胁胀满疼痛、腹胀、便溏、食欲缺乏、面色萎黄。方中当归补血活血,白芍养血敛阴,川芎活血行气,三者配伍,补气养血,行气活血。香附疏肝理气,助血液运行。党参益气、生津、养血,与当归、白芍补血药配伍气血双补。白术健脾益气、燥湿利水;茯苓健脾渗湿,二者合用,增强脾胃运化功能,改善脾虚导致的食少、便溏等症。陈皮理气健脾、燥湿化痰,助脾胃气机升降,避免脾胃气滞,与白术、茯苓配伍增强健脾祛湿化痰的功效。炙甘草调和脾胃,与白术、茯苓、陈皮等相配伍,助脾胃运化。柴胡疏肝解郁,香附疏肝理气,二者合用,缓解肝气郁结的症状,如胸胁胀痛、情志抑郁等。枳壳宽胸理气,与柴胡、香附合用,调理气机,使肝气得以舒畅,有助于改善全身的气机不畅状况。诸药合用,疏肝健脾,活血理气,协调脏腑功能。

加减：气血虚弱较为严重，增加黄芪的用量；血虚明显，出现面色苍白、头晕眼花等症状，加熟地；气血瘀滞症状突出，如痛经时疼痛剧烈、经色紫暗且有血块等情况，增加丹参的用量；气滞较甚，胸胁胀痛明显，加青皮。

治肝硬化方二

组成：桃仁 10 克，红花 10 克，当归 10 克，川芎 12 克，赤芍 12 克，生地 12 克，柴胡 10 克，桔梗 10 克，枳壳 12 克，牛膝 12 克。水煎服，每日 1 剂，分早、晚两次餐后温服。

功效：理气活血，消积化瘀。

主治：肝硬化肝功能减退之失代偿早期，辨证属肝脾血瘀。除消化道症状外，尚有肝脾肿大，压痛较明显，质硬，面色晦暗，蜘蛛痣、肝掌，肝功能轻度损害，舌红或暗，脉弦或细涩。

方解：肝主疏泄，肝气舒畅推动血液正常运行；脾主统血，为气血生化之源。肝郁气滞，疏泄失调，瘀血凝滞；肝郁日久，克伐脾土，脾失健运，统血失职，血液离经，瘀血内阻。症见肝脾肿大刺痛，口唇紫暗、面色晦暗、肌肤甲错，舌暗等。本方由血府逐瘀汤加减化裁而成，方中桃仁、红花破血行滞、活血化瘀止痛，为君药。赤芍、川芎、牛膝助君药活血祛瘀，牛膝引血下行，使瘀血不郁于胸中，为臣药。桔梗、枳壳一升一降，宽胸行气，桔梗载药上行；柴胡疏肝解郁、升达清阳，与桔梗、枳壳同用，理气行滞，使气行则血行；生地黄清热凉血、滋阴养血，与当归合用，养血润燥，祛瘀不伤正，为佐药。甘草调和诸药，为使药。

加减：气机瘀滞较重者，加川楝子、香附、青皮等；血瘀经闭、痛经者，本方去桔梗，加香附、益母草、泽兰等；胁下痞块属血瘀者，酌加郁金、水蛭等。

治肝硬化方三

组成：苍、白术各 30 克，川、怀牛膝各 15 克，防己 15 克，大腹皮 30 克，大腹子 15 克，车前子 15 克，鳖甲 12 克。水煎服，每日 1 剂，分早、晚两次餐后温服。

功效：运脾利湿，理气行水，活血疏肝。

主治：肝硬化中期肝功能失代偿期腹痛轻证，辨证属脾虚湿阻。症见腹胀有水,两胁胀痛,恶心纳呆,小便短少,大便溏薄,舌淡红苔薄白或白腻,脉沉弱。

方解:方中苍术、白术补脾燥湿;川牛膝、怀牛膝益血活血,缓肝疏肝,有助于补脾;防己、大腹皮、大腹子、车前子行水利尿,缓解腹水症状;鳖甲软坚散结,改善肝硬化的病理状态。

加减:脾虚湿重者,加厚朴6克,薏米15克;肝郁气滞明显者,去黄芪,加四逆散;瘀阻于络,胁下痛甚,肝脾均大而质硬者,加土元、莪术、三棱、红花;肝阴不足,血分有热者,加水牛角、生地、旱莲草、丹皮;湿热两盛者,加龙胆草、半枝莲、苦参。

● 治肝硬化方四

组成:党参30克,白术20克,茯苓30克,柴胡6克,当归15克,赤芍12克,大腹皮、葶苈子各15克。水煎服,每日1剂,分早、晚两次餐后温服。

功效:健脾行气,疏肝活血,理气消胀,逐水导滞。

主治:肝硬化中期肝功能失代偿期重症,辨证属脾虚湿阻。症见腹大有水,面色萎黄,纳谷难化,溲少便溏,舌质淡胖苔白腻,脉沉弦而缓。

方解:脾主运化水谷精微的吸收、输布和代谢,脾气健旺,运化代谢正常;脾气虚弱,运化代谢失常,水湿停聚,阻滞脾胃。症见脘腹胀满、食欲不振、大便溏泄、口中黏腻、舌苔厚腻。方中党参、白术、茯苓为四君子汤主药,健脾益气,党参补中益气,健脾益肺;白术健脾益气,燥湿利水,用于脾虚湿阻者;茯苓利水渗湿,健脾宁心,缓解焦虑不安。柴胡疏肝解郁,调节气机升降,用于情志抑郁、胸胁胀痛。当归、赤芍补血活血,清热凉血,散瘀止痛。大腹皮行气宽中,利水消肿,用于水肿、腹胀等。葶苈子泻肺平喘,行水消肿,用于肺部水肿、呼吸困难等症。诸药合用,健脾行气,疏肝活血,理气消胀,逐水导滞。

加减:胀甚,加蟾砂9~12克(分吞);满甚,加中满分消丸12克(分吞);亦可加用消胀散(莱菔子15克,砂仁3克)。

● 治肝硬化方五

组成:当归15克,桃仁10克,五灵脂10克,炮山甲10克,土元10克,郁金12克,鳖甲30克,制大黄10克,丹参15克,大腹皮15克,茯苓15克,白术15克。水煎服,每日1剂,分早、晚两次餐后温服。

功效:祛瘀通络,活血利水。

主治:肝硬化中后门静脉高压明显,辨证属瘀血阻络。症见腹大坚满,按之不陷而硬,腹壁青筋显露,胁腹攻痛,面色黧黑晦暗,头颈胸腹红点赤缕,唇紫,大便色黑,小溲短赤,舌质暗或有瘀点,舌下静脉曲张,苔薄黄,脉细涩。B超提示肝萎缩、脾肿大,X射线钡餐多见食管、胃底静脉曲张征。

方解:《灵枢·平人绝谷》:"血脉和利,精神乃居。"王清任《医林改错》详尽阐述活血化瘀治疗瘀血证。方中当归为"血中之圣药",补血活血。桃仁活血祛瘀、润肠通便。五灵脂活血止痛。炮山甲消肿溃、疏风活络。土元破血逐瘀、续筋接骨。郁金行气解郁、清心凉血,用于肝郁气滞引起的瘀血阻滞。丹参活血祛瘀、通经止痛。鳖甲滋阴潜阳、软坚散结。制大黄泻下攻积、清热泻火、凉血解毒、逐瘀通经,用于实热积滞和瘀血阻滞。大腹皮行气宽中、行水消肿,用于腹胀、水肿等症。茯苓利水渗湿、健脾宁心,用于水肿、脾虚湿盛等症。白术健脾益气、燥湿利水、止汗、安胎,用于脾虚湿阻食欲不振等。

加减:气虚加黄芪、白术、党参;便秘,制大黄用至15克;腹泻去大黄或减至5克;气血不足加黄芪、当归、党参等。

治肝硬化方六

组成:沙参15克,麦冬12克,枸杞12克,阿胶12克(烊兑),生地15克,龟甲15克,鳖甲15克,三七5克(冲),姜黄10克,穿山甲10克,何首乌15克,黄精30克。水煎服,每日1剂,分早、晚两次餐后温服。

功效:滋补肝肾,育阴利水,凉血化瘀。

主治:肝硬化中后期辨证属肝肾阴虚。除水湿内阻、瘀血阻络症状外,尚有头晕目眩、耳鸣健忘、腰膝酸软、面色灰暗、形体消瘦、潮热心烦、手足心热、唇口干燥、失眠多梦,舌红绛而干或光剥,脉细数无力等症。

方解:肝藏血,肾藏精。"肝肾同源",肾阴不足,肝阴随之亏虚。肝肾阴虚见头晕目眩,耳鸣健忘,腰膝酸软;肝肾阴虚、虚火内扰见口燥咽干、五心烦热、盗汗、男子遗精、女子月经量少等症。方中沙参养阴清肺、益胃生津,麦冬养阴生津、润肺清心,枸杞滋补肝肾,生地清热凉血、养阴生津,何首乌补肝肾、强筋骨,阿胶滋阴补血,黄精补气养阴,龟甲滋阴潜阳、凉血补心,鳖甲滋阴潜阳、软坚散结,穿山甲活血通络,姜黄破血行气、止痛消肿,三七化瘀止血。

加减：口渴明显者加天花粉、麦冬；潮热明显加银柴胡、地骨皮；腹胀加佛手、枳实。

治肝硬化方七

组成：附片12克(先煎),党参15克,茯苓30克,白术12克,泽泻15克,牛膝12克,车前子12克,干姜10克,大腹皮15克,淫羊藿15克,山茱萸12克。水煎服,每日1剂,分早、晚两次餐后温服。

功效：健脾温肾,助阳化气,活血利水。

主治：肝硬化中后期辨证属脾肾阳虚,本虚标实。除水湿内阻、瘀血阻络症状外,尚有面色萎黄或苍白,畏寒肢冷,神疲乏力,五更泄泻,下肢浮肿,舌淡胖、苔白滑,脉沉弱等症。

方解：脾主运化水谷精微,依赖肾阳的温煦。脾肾阳气虚衰,运化失调,水液停聚,症见水肿,腰膝酸软、五更泄泻,面色㿠白,神疲乏力,小便频数清长等。方中附片、干姜、淫羊藿等温阳药物增强机体阳气,改善阳虚症状；党参、茯苓、白术等健脾药物增强脾胃功能,促进水湿代谢；泽泻、车前子等利水药物帮助排除体内多余水分,减轻水肿症状；牛膝、山茱萸等补肝肾药物强筋健骨,改善腰膝酸软等症状。

加减：肾阳不足者,加补骨脂、仙茅；气机瘀滞较重者,加川楝子、香附；胁下有痞块属血瘀者,酌加郁金、水蛭等。

二、黄疸病

治黄疸病方一

组成：茵陈30克,土茯苓30克,五味子15克,郁金15克,板蓝根30克,薏苡仁30克,大黄10克,赤芍15克,山栀15克,柴胡12克。水煎服,每日1剂,分早、晚两次餐后温服。

功效：清热解毒,利湿退黄。

主治：黄疸型肝炎辨证属肝胆湿热。症见目黄、身黄，尿黄，肝功能损害者。

方解：方中茵陈退黄利湿；土茯苓解毒除湿；五味子收敛固涩、补肾宁心、益气生津；郁金活血止痛、行气解瘀、清心开窍、利胆退黄；板蓝根清热解毒、凉血利咽；薏苡仁健脾止泻、利水渗湿、解毒散结、排脓除痹；大黄泻下攻积、清热泻火、凉血解毒、逐瘀通经；赤芍清热凉血、散瘀止痛；山栀泻火除烦、清热利湿、凉血解毒；柴胡解表退热、疏肝解郁、升举阳气。诸药合用，清热解毒、利湿退黄、活血化瘀、疏肝解郁，用于湿热黄疸、肝郁气滞、血瘀疼痛等症。

加减：湿偏盛加合五苓散。

治黄疸病方二

组成：茵陈15克，土茯苓30克，虎杖30克，郁金15克，丹参30克，黄柏10克，大黄10克，赤芍15克，山栀15克，柴胡12克。水煎服，每日1剂，分早、晚两次餐后温服。

功效：疏肝利胆，清热利湿。

主治：梗阻性黄疸、肝内结石辨证属肝胆湿热。症见身目发黄，黄色鲜明，胁肋胀痛，口苦，恶心呕吐，腹胀。

方解：肝主疏泄，能调畅气机、促进胆汁分泌与排泄。胆附于肝，胆汁为肝之余气，胆汁的正常排泄也依赖于肝的疏泄功能。湿热蕴结肝胆，肝失疏泄，胆汁排泄失常，见身目发黄、黄色鲜明、胁肋胀痛。湿热下注，可见阴囊潮湿、瘙痒，带下黄稠、秽臭。升降失司，见口苦、恶心、呕吐、腹胀等症。本方由治疗湿热黄疸的经典方剂茵陈蒿汤化裁加减而成，其中茵陈清热利湿退黄，为君药；山栀清热泻火，通利三焦，助茵陈引湿热从小便而去，为臣药；大黄泻热逐瘀，通利大便，导瘀热从大便而下，为佐药。土茯苓、虎杖清热解毒、利湿退黄，用于湿热蕴结较盛。郁金、丹参活血化瘀，用于湿热黄疸伴有瘀血阻滞。黄柏、大黄、赤芍、山栀清热泻火、凉血解毒，用于湿热俱盛，热毒较甚者。柴胡和解少阳，疏肝解郁，用于湿热黄疸伴有少阳证，如往来寒热，胸胁苦满等。

三、胆囊炎与胆石症

治胆囊炎与胆石症方一

组成：柴胡10克,太子参15克,金钱草30克,郁金12克,白芍15克,蒲黄6克,五灵脂6克,甘草3克。水煎服,每日1剂,分早、晚两次餐后温服。

功效：疏肝利胆排石,健脾活血。

主治：胆囊炎、胆石症辨证属肝胆湿热、气滞血瘀。症见右胁胀痛或绞痛,口苦咽干、恶心呕吐,目黄或小便黄赤,舌质暗红或有瘀斑。

方解：方中柴胡疏肝解郁,升阳举陷;太子参益气健脾,生津润肺;金钱草清热利湿,通淋排石;郁金活血止痛,行气解郁;白芍养血调经,敛阴止汗;蒲黄止血,化瘀,通淋;五灵脂活血止痛,化瘀止血;甘草调和诸药,清热解毒。

加减：兼有黄疸者加郁金、金钱草、鸡内金、海金砂等;气阴两虚者,合生脉散;血瘀胸痛甚者,加田七末、豨莶草或失笑散;气虚甚者,合用四君子汤或重用黄芪。

治胆囊炎与胆石症方二

组成：柴胡12克,黄芩10克,大黄10克,半夏10克,丹参30克,连翘30克,威灵仙30克,郁金15克,枳壳12克,金钱草30克,甘草10克。水煎服,每日1剂,分早、晚两次餐后温服。

功效：疏肝理气,清利湿热。

主治：急性胆囊炎、慢性胆囊炎急性发作,辨证属肝胆气滞、湿热蕴结、腑气不通、升降失常。症见胁肋脘腹疼痛,阵发加剧,疼痛拒按,寒热往来,大便秘结,舌红苔黄,脉弦等。

方解：肝主疏泄,调节气机和胆汁的分泌排泄。湿热之邪蕴结于肝胆,疏泄失常,胆汁瘀滞,症见胁痛、黄疸等。方中黄芩、连翘、大黄清热解毒;柴胡、郁金、枳壳疏肝解郁,理气止痛,用于肝郁气滞引起的胁肋疼痛、胸闷不舒等症。丹参、郁金活血化瘀。金钱草、大黄等可清利湿热,通淋消肿,用于湿热黄疸、热淋涩痛等症。甘草调和诸药。该方可用于肝郁气滞、湿热内蕴、瘀血阻滞等引起的一系列症状,包括胁肋疼痛、口苦咽干、黄疸、小便不利等。

加减：湿热交蒸加三黄、栀子等；痛剧加玄胡、川楝子；黄疸加茵陈、山栀。

第五节 肾系疾病

一、尿路感染（淋证）

◎ 治尿路感染方一

组成：生地15克，竹叶10克，地榆30克，赤芍15克，当归10克，山栀10克，茯苓20克，甘草10克，白花蛇舌草30克，滑石30克。水煎服，每日1剂，分早、晚两次餐后温服。

功效：清热利湿，利水通淋。

主治：淋证、急性尿路感染辨证属湿热下注、蕴结膀胱。症见小便短赤、频数、尿急、尿痛。

方解：外感湿热之邪下注蕴结膀胱，见小便短赤、频数、尿急、尿痛等。方中生地、赤芍、地榆清热凉血止血；山栀泻火除烦，清热利湿；竹叶、滑石、白花蛇舌草、茯苓利尿通淋，用湿热下注引起的小便不利、淋证等；当归补血活血；甘草补脾益气，清热解毒，调和诸药。

加减：血淋加小蓟、茜草；热淋加萹蓄、瞿麦。

◎ 治尿路感染方二

组成：山药30克，熟地黄20克，山茱萸20克，牡丹皮16克，泽泻16克，茯苓16克，乌药16克，益智仁20克，麦冬16克，五味子16克，附片13克，肉桂6克。水煎服，每日1剂，分早、晚两次餐后温服。

功效：温阳化气，固涩缩尿。

主治：淋证、急性尿路感染辨证属肾阳不足、膀胱失约。症见尿频、夜尿增多，腰膝酸冷，畏寒肢凉，小便余沥不尽。

方解：方中附片、肉桂大热之品温补肾阳，激发命门之火；熟地黄、山茱萸、山药、泽泻、茯苓、牡丹皮为六味地黄丸底方，填补肾精，为温阳提供物质基础；益智仁、乌药温肾缩尿，改善膀胱失约之遗尿、尿频；麦冬、五味子防止温燥药物耗伤阴液，协调阴阳平衡。

加减：阳虚甚者附片增至 20 克（久煎），加鹿角胶 10 克烊化；兼湿热者加黄柏 10 克、车前草 15 克清利下焦；气虚明显加黄芪 30 克、党参 15 克补气升提；遗精早泄加芡实 20 克、金樱子 15 克固精止遗。

二、急性肾炎（水肿）

组成：麻黄 10 克，桂枝 10 克，杏仁 10 克，桑白皮 15 克，茯苓皮 15 克，泽泻 12 克，白茅根 30 克，连翘 15 克，赤小豆 30 克，薏苡仁 30 克。水煎服，每日 1 剂，分早、晚两次餐后温服。

功效：发汗解表，宣肺行水。

主治：急性肾小球肾炎辨证为阳水。始眼睑浮肿，继则四肢及全身浮肿，病势发展较快，恶寒发热，头痛无汗，肢体酸困，小便不利，溲变黄赤，咳嗽喘促，舌淡红苔薄白，脉浮。

方解：阳水多因风邪、疮毒、水湿等因素引起。外邪侵袭，肺失宣发肃降，水液潴留形成水肿，且发病较急。症见眼睑、颜面先肿，继而全身水肿，来势迅速，伴有发热、恶风、咳嗽等表证。治疗上多以祛邪为主，如疏风清热、宣肺行水等治法。本方是基于麻黄连翘赤小豆汤的加减应用。麻黄连翘赤小豆汤主要用于湿热蕴结于内，外邪客于表的皮肤病、泌尿系统疾病等。方中麻黄、桂枝相伍，增强发汗解表之力；杏仁助麻黄平喘，三者合用，可解表散寒，宣肺止咳平喘。桑白皮清热泻肺平喘，茯苓皮、泽泻利水渗湿，三者合用，增强清热利湿的功效。白茅根凉血止血，清热利尿；连翘清热解毒，消肿散结；赤小豆利水消肿，解毒排脓；薏苡仁利水渗湿，健脾止泻，四味合用，增强清热解毒、利水消肿的作用。

加减：湿重加地肤子、滑石、猪苓；血尿重加小蓟、旱莲草。

三、急慢性肾炎血尿（尿血）

组成：生地 30 克，赤芍 20 克，黄芩 15 克，白茅根 30 克，小蓟 30 克，侧柏叶 10 克，旱莲草 30 克，生甘草 10 克。水煎服，每日 1 剂，分早、晚两次餐后温服。

功效：养阴清热，凉血止血。

主治：血尿、肾小球疾病辨证属阴虚血热、迫血妄行。症见肉眼或镜下血尿，色黄赤或如酱油色，伴灼热感，小腹胀痛，口干渴，舌红或少苔，脉细数。

方解：方中生地、赤芍、黄芩用于清热凉血，生地养阴补血，救已失之阴血；赤芍破血中之热结；黄芩解血中之热毒，结去毒散，治血热之本；白茅根、小蓟、柏叶、墨旱莲等凉血止血，治血热之标，标本同治，则血热得宁，不妄下行；甘草调和诸药。

加减：气虚，加黄芪、党参；热盛，加山栀、黄柏；兼瘀，加桃仁、桂枝、大黄；久病正虚，加阿胶、枸杞、麦冬。

四、肾炎蛋白尿（尿浊）

治肾炎蛋白尿方一

组成：生黄芪60克，炒山药15克，太子参15克，焦白术12克，茯苓20克，葛根15克，白茅根30克，荷叶10克，旱莲草15克，金樱子30克，菟丝子30克，蝉衣6克，丹参20克，生甘草6克。水煎服，每日1剂，分早、晚两次餐后温服。一般服药1～2个月，尿蛋白可减少或消失。

功效：补肾固精，益气摄血。

主治：慢性肾炎辨证属脾胃虚弱、气不固精、封藏失司、精微下泄。症见蛋白尿长期不减。

方解：方中生黄芪合白术、山药、太子参大补脾气脾精，固摄中焦；合葛根、荷叶提升清气；合茯苓降泄湿浊，清升浊降，中焦得固，则精微不泄。肾主藏精，精微久泄，则开阖失司，金樱子、菟丝子补肾固精，救已失之精微。精虚则生内热，故用葛根、墨旱莲等养阴清虚热。甘草调和诸药。诸药合用，以达固摄精微之效。

加减：尿中蛋白较多，或久治不愈，加玉米须20克、桑螵蛸15克；尿中红细胞多，加仙鹤草15克；尿中白细胞多，加石韦15克、鱼腥草15克；尿中有管型，加丹参15克、通草10克；纳食差，加陈皮6克、薏苡仁12克；伴高血压，加杜仲15克；阴虚，加生地15克、黄精30克、女贞子30克、枸杞12克；阳虚,加淫羊藿 10 克、巴戟天 15 克。

治肾炎蛋白尿方二

组成：黄芪 30 克,白术 15 克,龟版 30 克,山茱萸 15 克,淮山药 15 克,薏苡仁 15 克,土茯苓 30 克。水煎服,每日 1 剂,分早、晚两次餐后温服。

功效：健脾固肾,利湿化浊。

主治：无症状性蛋白尿辨证属脾肾亏虚、湿浊阻滞。

方解：方中黄芪合白术、山药大补脾气,脾实则能固肾水;薏苡仁、土茯苓利湿去浊,肾主水,水欲清而不欲浊,湿浊去则肾水清;山茱萸敛肾,龟版滋阴,使肾水坚固,脾实肾固,则精微得藏而不泄。诸药合用,共奏健脾固肾,利湿化浊之效。

治肾炎蛋白尿方三

组成：黄芪 30 克,人参 15 克,甘草 10 克,白术 30 克,白茯苓 30 克,莲子肉 12 克,薏苡仁 15 克,砂仁 10 克,银杏 12 克,桔梗 12 克,白扁豆 15 克,山药 30 克。水煎服,每日 1 剂,分早、晚两次餐后温服。

功效：健脾固肾,利湿化浊。

主治：无症状性蛋白尿辨证属脾肺亏虚、湿浊阻滞。

方解：多见于食少、便溏、面色萎黄、倦怠乏力等脾气虚者。脾气虚清气不升,饮食精微下流自小便而出,形成蛋白尿。方中黄芪、人参、甘草大补一身之气,白术、茯苓、薏苡仁、白扁豆健脾祛湿,桔梗为舟楫载药上行,佐以银杏补敛肺气。诸药相伍,健脾益肺,大固一身之气,气固精摄以达消蛋白尿之目的。

治肾炎蛋白尿方四

组成：生黄芪 30 克,党参 30 克,白术 30 克,淮山药 30 克,莲须 30 克,丹参 30 克,川芎 10 克,制大黄 5 克,六一散 10 克(包煎),蒲公英 30 克,水蛭 10 克,全蝎 5 克,蜈蚣 2 条,蕲蛇 5 克,地龙 10 克,炙甘草 6 克。水煎服,每日 1 剂,分早、晚两次餐后温服。

功效：补脾益肾,祛风化湿,通瘀活络。

主治：慢性肾炎、肾病综合征、系统性红斑狼疮等顽固性疾病所致蛋白尿，慢性肾病恢复期呈无症状之蛋白尿，蛋白尿长期不消，辨证属脾肾气虚、血瘀及湿热内蕴。

方解：方中黄芪、党参益气生津；山药、白术健脾祛湿；丹参、川芎化络中瘀血；大黄泄有形之浊，莲须、六一散使湿热走小便而去；蒲公英清热解毒；水蛭、全蝎、蜈蚣、蕲蛇、地龙祛风通络。诸药相伍，清络中之热风，清络中之热，化络中之热瘀，祛络中之湿，息络中之风，解络中之毒，泄络中之浊，养络中之气，益络中之津，使络中无邪，津气合和，使肾络复其敛藏之能，而精微不泄。

加减：食少、便溏、倦怠乏力，加白扁豆、薏苡仁、芡实；腰酸肢冷、畏寒明显，加补骨脂、枸杞子、菟丝子、淫羊藿；腰膝酸软、五心烦热，加女贞子、知母、生地。

● 治肾炎蛋白尿方五

组成：生黄芪 30 克，山药 30 克，熟地黄 20 克，生地黄 20 克，牡丹皮 20 克，茯苓 20 克，泽泻 16 克，山茱萸 20 克，川牛膝 16 克，白茅根 20 克，金樱子 20 克，覆盆子 30 克，五味子 30 克，益母草 30 克，益智仁 20 克，枸杞子 20 克，菟丝子 30 克，山楂 16 克。水煎服，每日 1 剂，分早、晚两次餐后温服。

功效：滋阴补肾、固精摄血。

主治：慢性肾炎辨证属肾阴不足，湿热瘀滞，精关不固。症见蛋白尿长期不愈，腰膝酸软，头晕耳鸣，口干咽燥，舌红少苔。

方解：方中熟地黄、山茱萸、枸杞子、菟丝子填补肾精，修复肾络，减少精微泄漏；金樱子、覆盆子、五味子、益智仁收敛固涩，针对蛋白尿、遗精等精微下泄证；白茅根、泽泻、茯苓清利下焦湿热，改善血尿及水肿；益母草、川牛膝、山楂活血通络，改善肾小球微循环，减少纤维化；黄芪、山药补气升提，固护中焦，助肾摄精。

加减：血尿明显加小蓟 30 克、仙鹤草 15 克凉血止血；水肿严重加车前子 30 克、冬瓜皮 30 克利水消肿；阴虚火旺加知母 10 克、黄柏 10 克滋阴降火；兼阳虚者加淫羊藿 15 克、巴戟天 15 克阴阳双补；尿蛋白顽固加芡实 30 克、桑螵蛸 15 克增强固摄。

五、原发性肾病综合征

治原发性肾病综合征方一

组成：生黄芪30克,党参15克,当归10克,柴胡5克,丹参20克,芡实15克,仙茅12克,淫羊藿12克,升麻6克,山药15克,甘草5克,山楂15克,雷公藤20克,蜈蚣2条。水煎服,每日1剂,分早、晚两次餐后温服。

功效：脾肾双补,固摄精微。

主治：原发性肾病综合征辨证属脾肾气虚或气阳两亏。症见面浮肢肿,面色萎黄或泛白,少气乏力,纳呆少食,腰膝酸软,或伴足跟痛;形寒肢冷,性欲低下,月经失调;易感冒,舌质淡或淡胖,边有齿痕,脉沉细或沉细无力。

方解：方中黄芪、党参、当归益气养血,合柴胡、升麻提升中气;山药、芡实以固肾精;仙茅、淫羊藿以温肾阳;丹参、山楂以化瘀;雷公藤以解毒;蜈蚣以通络。诸药合用,使肾中瘀去,络通,毒解,阳复,精充,则精气得固,精微有所藏而不泄;使气血得养,中气健运,则精气得布,五经并行,而不独泄于下。

加减：瘀血甚,加桃仁、红花、牛膝;兼风寒,加麻黄、羌活;兼阴虚,加知母、黄柏、地骨皮;兼饮食停滞,加谷芽、麦芽、鸡内金、莱菔子;阳虚甚,加制附子、肉桂;脾虚甚,加白术、茯苓、干姜。

治原发性肾病综合征方二

组成：生黄芪50克,泽泻15克,巴戟15克,黄柏15克,牡蛎40克,黑大豆30克,土茯苓30克,大枣15克,山药15克。水煎服,每日1剂,分早、晚两次餐后温服。

功效：益气补阳,化湿泻浊。

主治：慢性肾炎、肾病综合征辨证属肾阴阳两虚,浊邪留滞。症见全身浮肿,以双下肢凹陷性水肿为主,晨起颜面浮肿,劳累后加重,大量蛋白尿,尿中泡沫增多,久置不散,神疲乏力、气短懒言,活动后尤甚,伴食欲减退、腹胀便溏。

方解：方中黄芪、大枣大补脾土,提升中气;泽泻、土茯苓泄肾中湿浊,清升浊降,则气机复利,而不妄停;巴戟温肾阳;山药滋肾精;黄柏坚肾阴;牡蛎敛阴软坚散结;黑豆解毒,利水消肿。肿去水消,浊泄毒解,肾藏复其主水,司开阖之功能,脾司其健运制水之职,则水去肿消,精复气充。

六、遗尿病

治遗尿病方一

组成:熟地黄30克,淫羊藿15克,附片10克,肉桂10克,巴戟天12克,仙茅12克,益智仁12克,台乌药10克,山药15克,山茱萸12克,桑螵蛸12克。水煎服,每日1剂,分早、晚两次餐后温服。

功效:温补肾气,固摄小便。

主治:遗尿症辨证属肾虚失固。伴见腰膝酸软,四肢清冷,易感冒,反应迟钝,脉弱,舌淡。

方解:方中熟地黄、山药、山茱萸温肾填精;附片、肉桂、巴戟天、淫羊藿、仙茅补火助阳,精充阳旺,则膀胱受煦,气得健旺,复其藏津液之职能,而小便能敛;乌药利去膀胱冷气,冷去则膀胱之开阖复利,而小便不泄;佐以桑螵蛸、益智仁固精缩尿。诸药相伍,标本同治,以达固摄小便之目的。

治遗尿病方二

组成:麻黄42克,五味子28克,菟丝子28克,益智仁21克。上药研细末,分为7包,5~8岁每次服半包,9~12岁服1包,13岁以上加倍,每晚睡前温开水冲服,7日为1个疗程。

功效:通阳化气,温固肾气。

主治:小儿遗尿病辨证属脾肾阳虚、气化失司、湿热下注。症见夜间尿床或日间尿频,遇寒加重,劳累后尤甚;畏寒肢冷、腰膝酸软,四肢不温,冬季症状显著,神疲乏力、气短懒言。

方解:方中麻黄开发肺气,散肺中寒水;五味子酸敛肺气,固肺中津液,两药相伍,肺之宣发肃降得利,固摄上焦津液,则津液不妄泄。菟丝子填补肾精;益智仁温肾缩尿,肾精充,肾阳起,则能主持下焦津液,则津有所藏。诸药相伍,金水相生,水之上源,下源俱固,则小便藏泄如常。

加减：肾气虚弱型,睡眠中经常遗尿,肢凉怕冷腰膝酸软,舌淡,脉沉细,加山茱萸、附片、桂枝;脾肺气虚型,睡后遗尿,少气懒言,神疲乏力,食欲缺乏,舌淡苔白,脉缓无力,加山药、党参、黄芪;肝经湿热型,遗尿量少色黄,口苦唇干,舌红苔黄,脉弦数,加龙胆草、泽泻。

治遗尿病方三

组成：益智仁50克,砂仁30克,鸡内金75克,桑螵蛸60克,金樱子40克,芡实40克,龙骨40克,莲子肉35克,山茱萸50克,山药50克,琥珀25克。研末,每次服6克,每日3次。

功效：温肾固精,收敛止遗。

主治：青春期男女遗尿症辨证属脾肾两虚,下元不固,心神不宁。症见遗尿频发,夜间尿床为主,熟睡中不自觉排尿,劳累、受凉后加重;腰膝酸软、发育迟缓;畏寒肢冷、小便清长。

方解：方中益智仁温肾固精;砂仁、鸡内金、山药温脾暖胃补脾止遗,脾胃和,则肾精固;山茱萸、芡实、桑螵蛸补益肝肾,固精缩尿止遗;金樱子、芡实益肾固精缩尿止遗,合益智仁补肾固津液;龙骨、琥珀镇静安神,缓解心神不宁、惊悸失眠等症;砂仁、金樱子化湿健脾固肾缩尿;琥珀活血散瘀,利尿通淋。本方共奏补脾肾、固精止遗、安神定志、健脾祛湿、活血散瘀、利尿通淋以改善青春期男女遗尿症状。

七、肾结石(石淋)

治肾结石方一

组成：葶苈子20克,金钱草50克,海金沙20克,鸡内金40克,冬葵子20克,王不留行20克,川牛膝30克,车前子15克,萹蓄15克,瞿麦15克。每日1剂,水煎分5次口服,每次服400～500毫升。

功效：宣通肺气,清热利湿,通淋排石。

主治：肾结石、肾积水辨证属湿热蕴结,气滞血瘀。腰部胀痛或绞痛,痛处固定,小便短赤、灼热感或尿频尿急,排尿不畅,舌苔黄腻,脉滑数。

方解：方中葶苈子肃肺宣气,通调水道;金钱草清热利湿,通淋排石;海金沙清热利湿,通淋止痛;鸡内金通淋化石,为君药。冬葵子清热利湿,通淋排石;王不留行活血化瘀,下行结石;川牛膝活血化瘀,补益肝肾,引药下行,为臣药。车前子清热利尿,渗湿通淋;萹蓄、瞿麦清热利湿,通淋排石,为佐使药。诸药合用,共奏宣通肺气,清热利湿,通淋排石之效。

加减:偏气结,无明显症状,或仅有轻微腰部酸痛、少腹痛,偶有绞痛发作,间歇性血尿,舌正常或黯红,脉平或弦紧,加乳香、台乌、莪术;偏湿热,症有发热、腰痛、少腹痛,尿频、尿急、尿痛,并可出现血尿、脓尿,舌苔黄腻或白腻,脉滑数或弦数,加大黄、栀子、滑石、甘草梢、乳香。

● 治肾结石方二

组成:熟地24克,淮山药12克,山萸肉12克,泽泻9克,茯苓9克,丹皮9克,怀牛膝15克,车前子15克,冬葵子12克,王不留行15克。水煎服,每日1剂,分早、晚两次餐后温服。

功效:温补脾肾,通淋排石。

主治:肾结石辨证属肾气亏虚。病程较长或攻伐太过,伴头晕眼花、腰酸、肢倦神疲、夜尿多,舌质淡苔白腻或光绛无苔,脉细数无力。

方解:本方由六味地黄丸化裁而成。方中重用熟地滋阴补肾,填精益髓;山萸肉补益肝肾阴并能固精;山药补益肾阴固精;泽泻利湿泄浊,并防他药滋腻恋邪;牡丹皮清泄相火,并制山萸肉之温涩;茯苓、丹参并助山药运化水湿;怀牛膝、车前子、冬葵子增强利水通淋、化湿排石之效;王不留行利湿通淋,助结石排出。诸药合用,滋阴补肾、利水通淋、活血通经,用于肾阴虚兼有水湿内停和血瘀症状的肾结石患者。

加减:偏阳虚,加肉桂、熟附子、淫羊藿、补骨脂;偏阴虚,加女贞子、枸杞、龟版、黄精。

● 治肾结石方三

组成:栀子10克,滑石30克,石韦12克,金钱草50克,冬葵子15克,瞿麦15克,萹蓄25克,牛膝12克,当归尾12克,车前子12克。水煎服,每日1剂,分早、晚两次餐后温服。

功效:清热利湿,通淋排石。

主治：肾结石辨证属偏湿热蕴结。症见腰痛、少腹痛，尿频、尿急、尿痛。

方解：方中石韦通淋涤水；冬葵子、瞿麦清心通淋；滑石、金钱草通淋排石；车前子清热利水；萹蓄利湿通淋；栀子清热泻火，凉血解毒，助于消除体内的热毒；牛膝、当归尾逐瘀通经，补肝肾，强筋骨。全方共奏清热利湿，通淋排石之效。

治肾结石方四

组成：鹿角霜30克，菟丝子30克，乌药15克，杏仁15克，桔梗15克，葶苈子30克，川牛膝15克，滑石30克（布包），全蝎6克，甘草10克，白芍40克。水煎服，每日1剂，分早、晚两次餐后温服。

功效：温通散寒，肃降肺气，通络止痛。

主治：肾结石急骤发病，辨证属阳虚寒凝。症见卒然腰腹部绞痛，放射阴股，甚则四肢逆冷，大汗淋漓，恶心呕吐，舌苔白厚腻，脉沉紧。

方解：方中鹿角霜、菟丝子温补肾阳；乌药、杏仁行气止痛；桔梗、葶苈子肃肺宣气，通调水道；川牛膝、滑石逐瘀通经；全蝎息风镇痉；甘草、白芍调和诸药、通络止痛。用于肾阳不足、寒湿内盛、气滞血瘀尿路结石症。

八、肾积水（水肿）

组成：桂枝10克，淫羊藿15克，泽泻12克，云茯苓30克，熟附子10克，金钱草30克，熟地30克，山药15克，薏苡仁15克，滑石30克（布包），白术15克，党参15克，川断12克，黄芪30克，车前子15克。水煎服，每日1剂，分早、晚两次餐后温服。

功效：温阳利水，益气健脾。

主治：肾积水辨证属湿热蕴结、气滞血瘀、肺气不宣。症见突发性腰腹部绞痛或持续性胀痛，可放射至会阴部，活动或劳累后加重，尿频、尿急、排尿涩痛，小便灼热感，尿色黄赤或浑浊，血尿或尿中有砂石。

方解：方中淫羊藿、熟附子、川断以补肾阳，强筋骨，益于积水排出；泽泻、云茯苓、薏苡仁、滑石、车前子利水渗湿，益于排除体内多余的水分。白术、党参、黄芪、山药健脾益气。金钱草、滑石以清热解毒，对于湿热引起的症状有一定的缓解作用。桂枝温通经脉，助阳化气，改善血液循环。

加减：伴结石加金钱草、鸡内金。

九、阳痿

治阳痿方一

组成：合欢花30克,蛇床子24克,夜交藤30克,菟丝子30克(酒炙),仙灵脾27克(酒炙),仙茅27克(酒炙),阳起石24克(酒炙),续断30克(酒炙),肉苁蓉30克(蜜炙),蜈蚣24克。上药研末,炼蜜为丸。每服9克,早晚各服1次,开水送下。

功效：补肾壮阳,益精通经。

主治：阳痿、早泄、不射精、少精等辨证属肾阳亏虚。

方解：方中仙灵脾、仙茅、阳起石温肾阳,补肾精,提升性功能,改善阳痿、早泄。合欢花、夜交藤宁心、解郁安神,祛风通络。菟丝子、肉苁蓉补阳益阴,固精缩尿,明目;续断补肝肾、强筋骨、活血止痛。蛇床子、蜈蚣祛风除湿通络。本方滋补肾阳,寒热并用,精气兼顾,增强性功能,用于阳痿、早泄等疾病。

治阳痿方二

组成：九香虫10克,柴胡6克,郁金10克,白芍12克,煅龙牡各20克,当归10克,甘草3克。水煎服,每日1剂,分早、晚两次餐后温服。

功效：疏肝解郁,畅达气血。

主治：阳痿辨证属肝郁不达。首先多见于中青年人,阳痿不举,举而不坚,时好时坏,病程长短不一;或有失意多疑、精神压力过重等诱因,伴心易惊,阳不举而遗精。其次是有手淫史及婚后同房不利恐惧等心理病史。体检及理化检查无异常,同时排除全身性疾病及药物所致的阳痿。

方解：方中九香虫入脾、肾、阳明经,尤其适用于治疗由于肾阳虚弱和脾胃功能欠佳引发的症状,常与其他补肾阳药物联合应用于治疗男性阳痿。柴胡解肌发表、疏肝解郁,用于情志不舒、肝气郁结等。郁金理气解郁、清心凉血,用于气滞血瘀等症。白芍以养血柔肝,缓急止痛。煅龙骨、煅牡蛎镇静安神,潜阳补肾。当归补血活血,调经止痛。甘草调和诸药。诸药合用,疏肝理气解郁,畅达气血。

治阳痿方三

组成：当归60克，白芍60克，甘草60克，蜈蚣18克。共为细末，每服5克，每日2次。

功效：养血活血，温通经络。

主治：阳痿辨证属血虚兼瘀滞。症见阴茎痿软不举，或举而不坚，或坚而不久，龟头颜色青暗，阴茎可能有冷凉感；面色暗滞无华，肌肤粗糙失润，舌质黯淡，可能伴有瘀点、瘀斑，舌下静脉曲张、色深紫，脉象多为沉细涩或弦细。

方解：方中当归、白芍补血活血，调经止痛，用于血虚兼有瘀滞者。蜈蚣息风止痉、通络止痛。甘草调和药物。

治阳痿方四

组成：熟地15克，山药20克，山茱萸20克，葛根12克，石斛15克，玉竹20克，枸杞15克，麦冬12克，沙参12克，牛膝12克，淫羊藿12克。水煎服，每日1剂，分早、晚两次餐后温服。

功效：滋补肾阴，壮阳益精。

主治：阳痿辨证属肝肾阴虚、肾精匮乏。症见阴茎痿软不举，或举而不坚，或坚而不久，性欲淡漠；头晕目眩，腰部和膝部酸软无力，五心烦热，潮热盗汗，视物模糊不清，或见口咽干燥，大便秘结，小便黄少，舌红少苔，脉细数或弦细数。

方解：方中熟地、山药、山茱萸、枸杞以滋阴补肾，填精益髓，山茱萸补养肝肾并能固精，山药补气降阴并能固精，枸杞滋补肝肾，用于肾阴虚引起的头晕耳鸣、腰膝酸软等症。石斛、麦冬、沙参清热明目。牛膝、淫羊藿补肝肾、强筋骨。诸药合用，滋肝补肾，补养津血，补泄分明，滋补肾精。

第六节　妇科疾病

一、经行身痛

组成：黄芪30克，鸡血藤30克，当归12克，白芍30克，山茱萸10克，白术15克,桂枝10克,独活10克,牛膝10克,桑寄生15克,薤白10克。水煎服,每日1剂,分早、晚两次餐后温服。

功效: 补气养血,通痹止痛。

主治: 经行身痛辨证属气血不足、经络阻滞。症见经期肢体疼痛麻木,屈伸不利。

方解: 血行脉中,内至五脏六腑,外达皮肉筋骨,濡养和滋润全身各脏腑组织器官。女子经期,血脉下行胞宫,经水适来,周身气血不足,筋骨、肌肉、关节失养,经期周身疼痛、麻木不仁、屈伸不利。方中黄芪补气升阳,益卫固表,为君药。鸡血藤活血补血,调经止痛,舒筋通络,与黄芪配伍补气活血;当归、白芍补血活血,调经止痛,与黄芪、鸡血藤配伍补气养血,共为臣药。山茱萸、白术补益肝肾,健脾益气,与黄芪、当归、白芍配伍,补气养血、健脾益肾;桂枝、独活、牛膝、桑寄生祛风除湿,通痹止痛,与黄芪、当归、白芍、山茱萸、白术配伍补气养血、祛风除湿、通痹止痛,为佐药。薤白通阳散结,行气导滞,与黄芪、当归、白芍、山茱萸、白术、桂枝、独活、牛膝、桑寄生配伍补气养血、祛风除湿、通痹止痛、通阳散结,为使药。诸药合用,补气养血,通痹止痛。用于气血不足、经络阻滞引起的经行身痛、月经不调、痛经、风湿痹痛等。

加减: 偏血虚加熟地;偏血瘀加桃仁、红花。

二、痛经

组成: 当归15克,白芍15克,丹皮15克,栀子12克,柴胡10克,黄芩6克,香附10克,甘草10克,郁金10克,玄胡12克,泽兰12克。水煎服,每日1剂,分早、晚两次餐后温服。

功效: 疏肝解郁,行气止痛,清热降火。

主治: 痛经辨证属肝郁化火,血瘀胞络。症见经未来腹先痛,经行不畅,少腹作胀,经血多紫黑血块;伴胸胁胀闷,乳房胀痛,心烦易怒,口干口苦,脉弦。

方解:《四圣心源》:经行腹痛,肝气郁塞而刑脾也。缘其水土湿寒,乙木抑遏,血脉凝涩不畅,月满血盈,经水不利,木气壅迫,疏泄莫遂,郁勃冲突,克伤脾脏,是以腹痛。其痛在经后者,血虚肝燥,风木克土也。经后血虚,肝木失荣,枯燥生风,贼伤土气,是以痛作也。方中当归、白芍补血和调经,当归侧重于活血,白芍侧重于养血止痛。丹皮清热凉血,活血化瘀;栀子泻火除烦,清热利湿,丹皮、栀子合用清热凉血、活血化瘀。柴胡解表退热,疏肝解郁;黄芩清热燥湿,泻火解毒,柴胡、黄芩合用疏肝解郁,清热解毒。香附疏肝解郁,理气宽中;郁金活血止痛,行气解郁。玄胡活血、行气、止痛。泽兰活血调经,祛瘀消痈。诸药合用,疏肝解郁、活血化瘀、清热凉血来调节气血运行,用于妇科疾病,如痛经、闭经等。

加减： 刺痛甚,加五灵脂、蒲黄;胀痛甚,加台乌、青皮。

三、乳腺小叶增生症(乳癖)

治乳腺小叶增生症方一

组成： 鹿角霜15克,夏枯草15克,淫羊藿15克,柴胡10克,橘核20克,荔枝核20克,麦芽60克,女贞子15克,昆布15克,牡蛎30克。水煎服,每日1剂,分早、晚两次餐后温服。

功效： 温阳化痰,软坚散结。

主治： 乳腺小叶增生症(乳癖)辨证属痰瘀互阻、冲任失调。症见乳房肿块并胀痛,经前加剧,经后减轻,月经不调,量少色淡,甚或经闭腰膝酸软,手足不温,舌质淡红,脉沉细。

方解： 本病致病之因除思虑伤脾,脾虚水湿不运,聚而成核,或恼怒伤肝,肝失条达,气郁为患之外,多与冲任不调有关。故治疗以疏肝解郁,理气散结,益阴安神,调理冲任为主;对于脾肾阳虚,寒痰凝滞者,则应温阳健脾化痰。本方鹿角霜、淫羊藿、女贞子补肾助阳;夏枯草清肝泻火,二者配伍,使全方温而不燥,补而不滞。柴胡、橘核、荔枝核疏肝理气;昆布、牡蛎软坚散结,消散乳腺增生的肿块。麦芽消食健脾,助脾胃的运化功能。全方共奏补肾助阳、清肝泻火、疏肝理气、软坚散结、消食健脾之功,用于肾阳不足、肝郁气滞、痰凝血瘀所致的乳腺增生症。

治乳腺小叶增生方二

组成： 当归10克,赤芍15克,蜂房10克,制香附12克,橘核15克,僵蚕

12克,陈皮6克,甘草6克。水煎服,每日1剂,分早、晚两次餐后温服,一般连服5~10剂。乳癖消失后,为巩固疗效,可晨服逍遥丸,晚服归脾丸,持续服用1~3个月。

功效:疏肝解郁,化痰散结。

主治:乳腺小叶增生症(乳癖)辨证属肝气郁结、冲任失调。症见乳房出现大小不一的硬块,表面光滑,推之可动,在月经期前3~5日胀痛更为明显,经行后稍缓解。

方解:女子以肝为用,情志不舒,肝气郁结,冲任失调,为本病的病机。方中当归活血化瘀,补血养血;赤芍活血化瘀,凉血止痛;蜂房攻毒止痛,通乳;制香附疏肝解郁,理气宽中;橘核软坚散结,理气止痛;僵蚕化痰散结,软坚;陈皮理气健脾,燥湿化痰;甘草调和诸药。

加减:乳房刺痛,同时伴有胸胁胀闷、腰酸腿软、畏寒怕冷、四肢发凉、月经不调,为肝郁脾虚病久,导致肾气亏虚、肾阳不足,加菟丝子、杜仲、肉桂、巴戟天、附子。

四、围绝经期综合征

组成:淫羊藿12克,仙茅12克,当归10克,巴戟天12克,黄柏10克,知母10克,黄芪30克,熟地30克,山药15克,百合24克,山茱萸15克,酸枣仁20克。水煎服,每日1剂,分早、晚两次餐后温服。

功效:补肾助阳,滋肾养血,阴阳双补。

主治:围绝经期综合征辨证属脏腑气血亏虚、阴阳失调。为妇女经绝前后,出现烘热汗出,烦躁易怒,心悸失眠,忧郁健忘,头晕目眩,腰背酸疼,五心烦热,目花耳鸣,或伴有月经紊乱等。

方解:妇女绝经期前后,肾气渐亏,天癸已竭,冲任失调,血失濡养。心火盛,肝火旺,可见烘热汗出,以上半身为主,心悸心烦、失眠易怒等。方中淫羊藿、仙茅、巴戟天补肾助阳;黄柏、知母清热泻火,滋阴润燥;黄芪补气升阳;当归补血活血;熟地、山茱萸、山药滋阴补肾,填精益髓;百合、酸枣仁养心安神。诸药合用,改善围绝经期阴阳两虚引起的失眠、心悸、潮热盗汗等症。

第七节 气血津液疾病

一、梅核气

组成：川芎12克,百合30克,柴胡10克,枇杷叶12克,厚朴10克,茯苓15克,半夏10克,甘草10克,枳壳10克,白芍15克,紫苏子10克,干姜10克。水煎服,每日1剂,分早、晚两次餐后温服。

功效：行气开郁,化痰散结。

主治：梅核气、抑郁症辨证属气郁痰凝。症见精神抑郁,胸胁胀满,神疲失眠,咽中物梗,咳之不出,吞之不下,脉弦。

方解：情志不舒,肝气郁结,气机不畅,气郁痰凝,自觉咽中异物,咳之不出,吞之不下。方中川芎活血行气止痛,为君药;百合、柴胡、枇杷叶清肺止咳、和解表里,为臣药;厚朴、茯苓、半夏燥湿消痰、行气开郁,为佐药;甘草作调和药性,为使药。

加减：气郁重,加香附;心神不宁,加酸枣仁、茯神。

二、过敏性紫癜

组成：金银花20克,连翘12克,紫草50克,生地30克,蝉蜕15克,牡丹皮12克,赤芍12克,大黄10克,防风10克。水煎服,每日1剂,分早、晚两次餐后温服。

功效：清热解毒,凉血散瘀,祛风透疹。

治疗：过敏性紫癜初中期辨证属阳证、热证、实证。症见起病急骤,紫癜成片,颜色鲜红或深紫;或伴发热、咽痛、关节肿痛、腹痛、便血、尿血、吐血、鼻衄、壮热烦渴、大便干结,舌红苔薄黄或舌红绛,脉浮数或滑数。

方解：《景岳全书·血证》:"血本阴精,不宜动也,而动则为病;血主营气,不宜损也,而损则为病。盖动者多由于火,火盛则逼血妄行;损者多由于气,气伤则血无以存。"过敏性紫癜性肾炎起病初中期感受火热邪气,致使热迫血行,治以清热解毒、凉血散瘀为法。同时邓尔禄先生通过临床观察,发现起病初中期可加用蝉蜕、僵蚕等药物以祛风透疹,可尽快获效。方中金银花、连翘清热解毒,金银花疏散风热,连翘消肿散结,二者配伍,增强清热解毒的效果。紫草凉血、活血、解毒透疹,方中紫草用量较大,增强凉血解毒的作用,用于热毒较盛者。生地清热凉血,养阴生津,用于热入营分、血热毒盛等症;生地与其他清热解毒药配伍,增强清热凉血的效果。蝉蜕疏散风热,透疹止痒,缓解皮肤瘙痒等症。牡丹皮、赤芍清热凉血、活血散瘀。大黄泻下攻积,清热泻火,泻下热毒,通利大便。防风祛风解表,胜湿止痛。诸药合用,清热解毒,凉血散瘀,祛风脱敏。

加减：紫癜初发,皮疹瘙痒,发热恶风寒,咳嗽咽痛,舌红苔薄白,脉浮数,辨证为风热偏重,加牛蒡子、薄荷、荆芥各 10 克;痒甚,加白藓皮 15 克、浮萍 10 克。

紫癜起病急,出血较重,瘀斑成片,色深紫,伴鼻衄、齿衄、便血、尿血、壮热烦渴,舌红绛,苔黄脉滑数等,辨证为血热妄行,加水牛角、生石膏各 30 克、玄参 12 克、黄连、黄芩各 10 克;尿血,加茅根 20 克、茜草 12 克;便血,加地榆、槐花各 12 克;鼻齿衄,加藕节 12 克、仙鹤草 30 克。

紫癜伴关节肿痛明显,呈关节型,加当归、红花各 10 克、牛膝 12 克;上肢痛甚,加桑枝 15 克、羌活 10 克;下肢痛甚,加独活、牛膝各 10 克、薏苡仁 30 克、苍术 12 克、黄柏 10 克。

紫癜反复发作,紫斑紫暗或紫红,关节肿痛,舌暗红或有瘀斑,脉涩或弦,辨证为瘀血阻络,加桃仁、红花各 10 克,当归、川芎、地龙各 12 克;若有严重的关节肿胀、疼痛并活动障碍,加白花蛇(研末),每日 2 克,分 2 次冲服。

紫癜偏发于下肢,伴腹痛,口臭纳呆恶心,脘腹胀满,或便下蛔虫,或腹泻,或便血,舌红苔黄腻,为热毒郁结肠胃,呈腹型,加葛根 15 克、黄连、黄芩各 10 克;腹痛,加芍药 30 克、甘草 10 克;腹痛甚者,加细辛、延胡索、木香缓解肠痉挛而止痛,但药量要大,一般细辛用 9 克,玄胡、木香 15 克,止痛效果最佳。

本病一般于发病 2~4 周出现肉眼血尿或镜下血尿,蛋白尿和管型尿,重症可发生肾功能减退氮质血症,临床称肾型,即紫癜性肾炎,为儿科难治性疾病之一。肾脏受累的严重程度是决定本病远期预后的主要因素。治疗宜清热解毒、活血化瘀为主,加水蛭 10 克、炙山甲 12 克、川芎 12 克、丹参 15 克、地丁 30 克、白花蛇舌草 30 克、桃仁、红花各 10 克;蛋白尿显著,加黄芪、蝉蜕各 30 克;血胆固醇增高,加泽泻、决明子各 12 克。

三、失眠(不寐)

组成:酸枣仁 30 克,五味子 15 克,延胡索 10 克,当归 10 克,丹参 20 克,熟地 30 克,夜交藤 30 克,僵蚕 10 克,琥珀粉 5 克(分冲)。水煎服,每日 1 剂,分早、晚两次餐后温服。

功效:养肝宁心,定惊安神。

主治:失眠症,辨证属营卫不和、阳不入阴、心神不宁。

方解:失眠属中医"不寐"范畴,《灵枢·大或论》:"卫气不得入于阴,常留于阳,留于阳则阳气满,阳气满则阳跷盛;不得入于阴则阴气虚,故目不瞑矣。"《景岳全书·杂证论·不寐》:"不寐证虽病有不一,然唯知邪正二字则尽之矣。盖寐本乎阴,神其主也。神安则寐,神不安则不寐;其所以不安者,一由邪气之扰,一由营气之不足耳。有邪者多实,无邪者多虚。"治疗失眠证,多以调和营卫、宁心安神为法,若兼邪气甚,则祛邪以安神。方中酸枣仁养肝宁心,安神,为君药。五味子养肝宁心,安神;延胡索活血行气,止痛安神,为臣药。当归、丹参活血调经,止痛安神,为佐药。熟地滋阴补血,益精填髓。夜交藤养心安神,祛风通络。僵蚕化痰息风,止痉安神。琥珀粉镇静安神,散瘀止血。诸药合用,养肝宁心,定惊安神。

加减:偏阴虚,加生牡蛎、生地、枸杞、女贞子;偏肝火郁热,加石决明、白菊花、白芍、牡丹皮、生栀子;肝气郁结,加生牡蛎、制鳖甲、佛手、香附、紫贝齿;阴虚阳亢,加珍珠母、生牡蛎、白芍、丹皮、穿心莲;血虚,加枸杞子、白芍、熟地黄、桂圆;心气不足,加生黄芪、白茯苓、石菖蒲、党参;夹痰,加胆南星、白茯苓、竹茹。

四、颤震

1. 治帕金森病(颤震)方

组成:黄芪 30 克,党参 15 克,茯苓 30 克,白术 15 克,天麻 10 克,珍珠母 30 克,生龙骨 30 克,牡蛎 30 克,全蝎 10 克,僵蚕 15 克,白芍 15 克,钩藤 20

克,川芎10克,当归15克。水煎服,每日1剂,分早、晚两次餐后温服。

功效:健脾化痰,息风止痉。

主治:帕金森病辨证属肝风内动、脾虚痰阻。症见肢体不自主震颤、抽搐、痉挛,头晕目眩等。

方解:帕金森病属中医"颤震"范畴。《素问·至真要大论》曰:"诸风掉眩,皆属于肝。"《张氏医通·颤振》认为本病主要是风、火、痰等为患,故治疗本病多以健脾、化痰、息风、定痉为法。方中黄芪、党参、茯苓、白术补气健脾;天麻、珍珠母、生龙骨、牡蛎平肝潜阳,安神定惊,缓解头晕目眩等症;全蝎、僵蚕息风止痉,用于抽搐、痉挛等症;白芍、钩藤、川芎、当归养血活血,调经止痛,用于血虚血瘀症。诸药合用,健脾化痰,息风止痉。

加减:病情波动时,主要以内风之善动,顽痰之善变为主,以平肝息风、化痰通络为主,依病情加育阴潜阳、养血柔肝之品,加羚羊角1克(冲服)、龟版20克、鳖甲20克;若波动期风证较轻,主以理气活血,可选加柴胡、枳壳、红花、郁金、香附等;病情稳定时,痰浊、瘀血虽在,但血脉仍贯通,只是因先后天俱虚难以荡涤瘀浊,治从脾肾入手,宜健脾化痰,"脾宜升则健",故健脾在于应用轻灵之剂以恢复脾的升散传输之职,减珍珠母、生龙骨、牡蛎、钩藤,加砂仁6克、扁豆20克、木香6克、陈皮15克、升麻6克、柴胡6克。进展期时,常因肝、脾、肾三脏关联而皆有所累,宜三脏并治。本病以脾为本,肝为标,肾为根,又因"脾阳根于肾阳""肝肾同源",故应重视培补肾精,减珍珠母、升龙骨、牡蛎、钩藤,加益智仁30克、菟丝子30克、焦杜仲15克、桑寄生20克、川牛膝15克。后期注意调补贵在守方,切忌因病情好转而停药,使病情倒退而前功尽弃。

2. 治手颤震方

组成:黄芪30克,党参15克,白术12克,茯苓12克,当归10克,川芎10克,熟地15克,白芍30克,全蝎6克,防风10克,天麻12克,秦艽12克,威灵仙12克。水煎服,每日1剂,分早、晚两次餐后温服。

功效:健脾培土,养血祛风。

主治:手颤震辨证属气血亏虚、虚风痰火内动。症见手颤震动摇,或一手独发,或两手并发;老年颤震麻痹综合征。

方解:《素问·经脉别论》:"饮入于胃,游溢精气,上输于脾,脾气散精,上归于肺,通调水道,下输膀胱,水精四布,五经并行,合于四时五脏阴阳,揆度以为常也。"脾病则易生湿生痰,并导致气血亏虚,机体失养。邓尔禄先生"治帕金森病方"中已提到,颤震类疾病病因多有风、火、痰作祟,手足为四肢之末,易因气血亏虚致功能失常,出现麻木、疼痛、震颤等症,即所谓脾病则四肢不用,故治疗手震颤需健脾、养血、祛风。方中黄芪、党参、白术、茯苓补气健脾,黄芪补气固表,党参补中益气,白术健脾益气,茯苓渗湿利水、益脾和胃、宁心安神。当归、川芎、熟地、白芍组成了四物汤的基本成分,主要用于补血和血,调经止痛,润燥滑肠。全蝎、防风、天麻、秦艽、威灵仙祛风除湿,通络止痛,全蝎息风镇痉、攻毒散结,防风祛风解表、胜湿止痛,天麻平肝息风、祛风止痛,秦艽祛风除湿、和血舒筋、清热利尿,威灵仙祛风除湿、通络止痛。

加减：偏脾虚风痰内盛,加南星、竹沥、半夏；偏血虚,加何首乌、刺蒺藜；肝肾阴亏,加枸杞、菊花；瘀血阻络,加桃仁、红花、地龙。

五、白细胞减少症

组成：补骨脂、黄芪、当归各60克等分。共研细末,每服6克,每日3次,温开水送服。

功效：温补气血。

主治：白细胞减少症,辨证属气血阴阳虚弱。

方解：此为升白细胞方。中医认为"气为血之帅,血为气之母",气能化血、行血、摄血,而血能养气、载气,两者互根互用,不可分割,正如《景岳全书·血证》所说："人有阴阳,即为血气。阳主气,故气全则神旺；阴主血,故血盛则形强。人有所赖,唯斯而已。"白细胞为血液的重要组成部分,任何血液正常成分的减少均属于气血失调,邓尔禄先生认为对于白细胞减少症的治疗中温补气血尤其重要,且需气血同补,两者不可分割。方中黄芪性温升发,补气升阳,益卫固表,大补肺脾之气,以资生血之源。当归养血和营,使阳生阴长,气旺血生。补骨脂补肾,用于肾虚引起的各种病症,如腰膝酸软、头晕耳鸣等；现代药理研究证实补骨脂有升高白细胞作用,对放疗、化疗后白细胞降低者有显著疗效。

加减：气虚甚，加人参、白术；血虚，加熟地黄、枸杞子；阴虚，加生地黄、麦门冬；阳虚，加菟丝子。

六、自汗

● 治自汗方一

组成：黄芪 30 克，山茱萸 20 克，煅龙骨 30 克，煅牡蛎 30 克，桂枝 15 克，白芍 15 克，乌梅 15 克，五味子 15 克，金樱子 20 克，酸枣仁 20 克，甘草 10 克，红枣 15 克。水煎服，每日 1 剂，分早、晚两次餐后温服。

功效：益气固表，收涩敛汗。

主治：自汗证辨证属营卫失和。症见白天不因活动而汗出，夜间入睡后汗出。

方解：中医认为气能摄津，卫气司毛孔开合，调节津液排泄，营卫失和，则卫气不能固护肌表，毛孔开合失司，则自汗出。治疗在益气固表的同时需调和营卫，收敛固涩。方中黄芪补气升阳；山茱萸补益肝肾；煅龙骨、煅牡蛎平肝潜阳、收敛固涩；桂枝发汗解肌、温通经脉；白芍养血调经、敛阴止汗；乌梅、五味子、金樱子收敛固涩；酸枣仁养心安神；甘草调和诸药；红枣补中益气、养血安神。诸药合用，起到益气固表，收涩敛汗之功效。

加减：肺卫不固，加防风；阳虚，加附片。

● 治自汗方二

组成：黄芪 30 克，党参 30 克，麦冬 16 克，五味子 16 克，煅牡蛎 30 克，麻黄根 16 克，浮小麦 50 克，乌梅 16 克，五味子 16 克，金樱子 20 克，酸枣仁 30 克，柏子仁 16 克，茯神 30 克，首乌藤 30 克，大枣 16 克，炙甘草 16 克。水煎服，每日 1 剂，分早、晚两次餐后温服。

功效：益气养阴，固表止汗，宁心安神。

主治：自汗证辨证属气阴两虚。症见白天不因活动而汗出，夜间入睡后汗出，汗后畏风，气短心悸，活动后气促，心慌不安，神疲乏力，多梦易醒，健忘，注意力不集中，舌淡红少苔或舌干少津，脉细弱或虚数。

方解：黄芪、党参配麦冬、五味子，补气不燥，养阴不腻，契合"汗为心液"

"气随津脱"之病机；煅牡蛎、浮小麦止汗治标，酸枣仁、首乌藤安神治本，标本兼顾；浮小麦轻浮走表，黄芪固护卫阳，暗合桂枝汤调和营卫之意。

加减：阴虚火旺加生地20克、玄参15克滋阴降火；阳虚畏寒加附片10克（先煎）、肉桂6克温肾助阳；心悸怔忡加龙骨30克、珍珠母30克镇惊安神；脾虚便溏加白术15克、山药30克健脾止泻，防麦冬、柏子仁润肠致泻；汗出如洗加糯稻根30克、碧桃干15克增强固涩止汗之力。

七、糖尿病（消渴）

◉ 治糖尿病方一

组成：生黄芪30克，黄精30克，天花粉30克，地骨皮30克，苍术30克，生熟地黄各15克，玄参12克，五味子12克，山药15克，山萸肉15克，生晒参10克，柴胡10克。水煎服，每日1剂，分早、晚两次餐后温服。

功效：益气健脾，滋阴固肾。

主治：糖尿病辨证属气阴两虚、脾肾两亏。

方解：糖尿病属中医"消渴病"范畴，多由先天禀赋不足、素体阴虚，又因饮食失节、情志不遂或劳欲过度所致，胃肠燥热、耗伤津液为主要病机。津伤燥热为主者，治以清热生津；阴津耗伤为主者，治以滋补肝肾为主。方中黄芪补气，黄精补气养阴，二者合用，气阴双补。天花粉清热生津，地骨皮凉血降火，二者合用，清热润燥，缓解阴虚燥热症状。苍术燥湿健脾，山药补脾养胃，二者合用，增强脾胃消化功能。生地黄清热凉血，熟地黄补血滋阴，二者合用，滋阴清热，改善阴虚内热症状。玄参清热凉血，五味子收敛固涩，二者合用，滋阴清热，收敛止汗，改善多汗症状。山萸肉补益肝肾，生晒参大补元气，二者合用，补益肝肾，改善虚弱症状。柴胡疏肝解郁，升举阳气。诸药合用，起到益气健脾，滋阴固肾之功效。

加减：夜间多尿，加鹿角霜（碾粉送吞）；如有大便黏滞不爽，小便短赤，头晕，倦怠乏力，口苦口臭或口腔溃烂，牙龈浮肿，呕恶，苔腻，脉濡缓等湿热之候，加黄柏、薏苡仁；形体丰腴，舌质紫暗，头昏眩或合并高血压，气短乏力，脉见弦滑，且有高脂血、高凝血症，加桃仁、红花。

治糖尿病方二

组成：生黄芪30克,怀山药30克,枸杞子12克,金樱子12克,乌梅15克,石斛15克,制首乌15克,黄精20克,生地15克,淫羊藿12克,丹参20克,桃仁10克。水煎服,每日1剂,分早、晚两次餐后温服。

功效：益气养阴,化瘀通络。

主治：糖尿病辨证属气阴两虚、瘀血阻络。症见形体消瘦,神疲乏力,不耐劳累,心慌气短,懒言少动,头昏目眩,心烦少寐,多汗口干,肢体发麻或疼痛,腰膝酸软,舌多暗淡或青紫,脉多细弦滞涩。

方解：消渴病发病初期多以肠胃郁热为主,久病则燥热伤津、阴液亏虚为主。气为阳,血为阴,阴液亏虚则血虚,血虚则周身失养,可见头晕、乏力、心悸等症状;气血同源,血虚则气虚,气虚则无力行血,可致瘀血内阻,经脉不通,出现肢体麻木、瘙痒、感觉下降等表现。治疗在益气养阴的同时需活血化瘀、固精补肾。方剂中的生黄芪、怀山药、何首乌、黄精补气养阴,枸杞子、淫羊藿补肾阳,丹参、桃仁活血祛瘀,金樱子、乌梅收敛固涩,石斛、生地清热养阴。诸药合用,益阴助阳、补气活血,用于治疗糖尿病及其并发症。

加减：并发尿蛋白,加芡实、银杏;并发神经病变,加水蛭、红花;视物模糊,加菊花、谷精草;阳痿,加巴戟天、肉苁蓉。

第三章 经典医案

一、心悸验案

案 1

赵某,女,64 岁,2018 年 4 月 2 日初诊。

患者近 4 年来反复出现心慌,头晕,胸闷不舒,劳累后加剧,夜寐多梦,偶咳,夜间尚能平卧,未见晕厥及咯血。舌淡红,边有瘀斑,苔薄白,脉迟缓结代。既往高血压病史 10 年,最高达 170/96 mmHg,服洛汀新(盐酸贝那普利片 10 mg)治疗,自诉血压控制正常;心电图:异位心律,心房颤动伴长间隙。24 小时动态心电图:① 心房颤动(平均心率 64 次/分,最慢心率 36 次/分,发生于 2:22。最快心率是 97 次/分,发生于 16:04)。② 心房颤动伴长间隙(最长 R-R 为 3.9 秒,发生于 4:16,大于 2.50 秒的停搏 25 个)。③ 室性早搏(室性早搏有 10 个)。心脏彩超:右房增大,三尖瓣中度反流,左心收缩功能正常。曾在其他医院诊治,建议安装永久起搏器,被患者拒绝。

中医诊断:心悸(心阳不足,心血瘀阻)。

西医诊断:高血压病 2 级;心律失常-心房颤动;病态窦房结综合征。

治 则:益气温阳,行气活血。

处 方:熟附子(先煎)6 克,红参 10 克,麻黄 5 克,细辛 1.5 克,桂枝 5 克,红花 10 克,三七 5 克,熟地黄 15 克,麦冬 15 克,丹参 15 克,淫羊藿 10 克,酸枣仁 15 克,枳壳 10 克,炙甘草 5 克。10 剂,水煎服,每日 1 剂,分早、晚两次餐后温服。

4 月 13 日二诊:心悸、头晕减轻,夜寐较差。上方去红花、丹参,加川芎 10 克、茯神 10 克。10 剂,服法同前。

4 月 25 日三诊:心悸不显,有时头晕,胸闷乏力,夜寐安,饮食正常,二便调,舌淡红,苔薄白,脉迟缓结代。4 月 13 日方继进 10 剂,服法同前。

5月6日复查：24小时动态心电图：① 心房颤动(平均心率72次/分,最慢心率43次/分,发生于4:18。最快心率是108次/分,发生于11:20)；② 心房颤动伴长间隙(最长R-R为2.6秒,发生于3:07,大于2.50秒的停搏2个)。③ 室性早搏(室性早搏有15个)。

将上方按熟地黄6：麦冬6：酸枣仁6：红参4：淫羊藿4：枳壳4：川芎4：茯神4：麻黄4：熟附子2：桂枝2：三七2：炙甘草2：细辛1比例加工为丸。每日20克,早晚分服。随访1年,未安装永久起搏器,病情稳定。

按语：本案患者以心慌、胸闷为主症,结合舌淡红边瘀斑、脉迟缓结代,辨证属心阳不足、心血瘀阻证,与西医"病态窦房结综合征伴房颤"诊断相契合。治疗紧扣益气温阳、活血通络原则,初诊以附子、红参温补心阳,麻黄、细辛通阳宣痹,辅以丹参、三七化瘀,兼顾麦冬、熟地黄滋阴制燥,体现"阴中求阳"思路。

二诊调整红花、丹参等活血药用量,加川芎、茯神增强安神活血之效,反映辨证施治的灵活性。转为丸剂后,通过重用熟地黄、麦冬养阴,轻用附子防燥热,优化药物配比,实现长期稳定心率、改善症状的目标。动态心电图显示治疗后最慢心率提升(36次/分→43次/分)、长间隙减少(3.9秒→2.6秒),验证了中药对传导功能的改善作用。

对于拒绝起搏器植入的缓慢性心律失常患者,中西医结合治疗可成为有效替代方案,但需密切监测心率变化,警惕阿斯综合征发作。

案2

薛某,男,58岁。2014年9月15日初诊。

原患冠心病,近10日来心慌心悸加甚,伴头晕眼花,倦怠乏力,胸闷腹胀,易于汗出,口干不欲饮,小溲清长,夜寐多梦,颜面浮肿,足踝肿胀,肢体发凉,心率130次/分,律不齐。舌质淡旁边有紫点、苔薄白,脉涩,伴有乍疏乍数。心电图：心肌缺血,快速性房颤。

中医诊断：心悸(气阴不足,脾肾阳虚)。

西医诊断：冠状动脉粥样硬化性心脏病；快室率心房颤动。

治则：益气养阴,温肾健脾,补血通脉,宁心安神。

处方：党参20克,丹参、黄芪各30克,茯神、麦冬各15克,制附子(先煎)、甘草、当归、檀香各 10 克,白术、柏子仁各 12 克。水煎服,每日 1 剂,分早、晚两次餐后温服。

服 3 剂后,心悸、胸闷减轻,矢气频多,腹胀消除,心率 66 次/分,律齐,心电图复查心律正常,继续调治 1 周,诸症俱减。

2015 年 1 月 5 日,又因疲劳发作快速房颤,仍原方服用 2 剂有效,后经随访一年半,均未见房颤复发。

按语:中医辨证与辨病相结合,认为心悸病位在胸,除从心从肺论治之外,不要忽略他脏传变,应从五脏论治。如黄元御《四圣心源》曰:"五脏皆有精,悉受之于肾;五脏皆有神,悉受之于心;五脏皆有血,悉受之于肝……"肝脏血虚,则木郁化火生热,扰乱心神。故在治疗上应以益气养阴,温肾健脾,补血通脉,宁心安神为基本治则。本病多发于中老年,常因疲劳诱发心律失常,治拟益气养阴补血,可达到活血通痹安神之功;温肾健脾,可起到通阳化瘀行水之作用。

案 3

陈某,女,28 岁。

素患风湿性心脏瓣膜病,2022 年 8 月 10 日经血来潮,量多,持续 1 周,神疲怠,心慌气急,夜不能平卧,面颧潮红,手足发凉,咳吐粉红血色泡沫样痰,双下肢轻度浮肿。舌苔淡薄,脉弱细数。心率 110 次/分,二尖瓣区有隆隆样舒张期杂音,肺底部有少许湿啰音。

中医诊断:心悸(阴血亏损,水气凌心犯肺)。

西医诊断:风湿性心脏瓣膜病。

治则:益气养阴泄水。

处方:黄芪 50 克,黄精 30 克,白芍 15 克,生地 15 克,熟地 15 克,女贞子 15 克,旱莲草 30 克,炙龟版(先煎)30 克,煅牡蛎(先煎)30 克,甘草 5 克,茯苓 15 克,茯神 15 克。水煎服,每日 1 剂,分早、晚两次餐后温服。

另以红参 10 克,麦冬 10 克,五味子 5 克,制附子(先煎)10 克,葶苈子(布包)50 克,大枣 50 克。煎汤频饮。

治疗 5 日,心慌好转,已不咯血,夜能入眠,心率 90 次/分,肺无啰音,继用归脾汤补益心脾以善其后。

按语：本例风湿之邪内侵于心，肺络损伤，心肺同病，气阴两虚，血不归经。气虚血瘀，血不利则为水，水气凌心犯肺，故治拟益气固本，养阴止血，温经化瘀，泻肺利水，则咯血止而气极平。

案 4

卞某，男，60 岁。2020 年 12 月 2 日初诊。

既往有高血压动脉硬化病史。1 年前左半身不遂，至今仍活动不便。半年来常有心慌气短，多汗，体倦乏力，下肢浮肿。近 1 周腹大尿少，夜不能平卧，纳食少，畏寒肢冷，面色晦暗，唇甲青紫。舌质胖嫩，脉象细涩。常规口服复方降压片、复方罗布麻片等治疗。查体：血压 166/96 mmHg，颈静脉怒张，心率 116 次/分，期前收缩 3~4 次/分，二尖瓣区Ⅱ-Ⅲ级收缩期杂音，腹软，肝肋下 3 cm，肝颈回流征阳性，少量腹水，双下肢浮肿，按之凹陷。心电图检查：心肌劳损，偶见室性早搏。

中医诊断：心悸（气阳虚弱，瘀血水肿）。

西医诊断：高血压动脉硬化病。

治则：益气通阳，活血利水。

处方：党参 30 克，麦冬 15 克，黄芪 30 克，玉竹 20 克，桂枝 5 克，制附子（先煎）10 克，丹参 30 克，红花 5 克，山药 10 克，陈皮 5 克，大腹皮 30 克，茯苓 30 克，车前子（布包）30 克，甘草 5 克。水煎服，每日 1 剂，分早、晚两次餐后温服。

服药 7 剂，心慌好转，尿量增加。原方继服，浮肿消退，心率 90 次/分，血压 140/90 mmHg，已能平卧入睡。

按语：本例反映了心脏病演变发展过程的客观动态规律，即由气及血，由血及水，病从浅入深，由轻变重。治以益气通阳、活血利水之法。

案 5

许某，男，26 岁。2017 年 11 月 3 日入院。

既往身体健康，无心脏病及关节炎病史。2017 年 10 月间患流行性感冒。当时症见发热，恶寒，鼻塞，流清涕，咽干喉痛，体温：38~39℃，持续 10 余日，经口服西药对症处理，以上症状消失，其后出现心慌心悸，胸闷气短，头晕乏力,入院时心率90次/分,期前收缩10余次/分,有二联律。舌质红,苔白滑,脉结代。心电图检查:频发性室性早搏。

中医诊断:心悸(气阴不足,心失所养)。

西医诊断:频发性室性早搏。

治则:益气复脉。

处方:炙甘草汤加减。炙甘草15克,党参15克,麦冬12克,生地12克,火麻仁10克,阿胶(烊化冲服)12克,柏子仁10克,炒酸枣仁10克,灯芯草2克,生姜3片,大枣15枚。水煎服,每日1剂,分早、晚两次餐后温服。

服5剂后,心慌胸闷减轻,期前收缩减少。又连服10剂,症状基本消失,仍以原方加减治疗。

11月25日、29日:两次复查心电图均正常,出院后随访观察至2023年8月情况良好。

按语:《伤寒论》云:"伤寒,脉结代,心动悸,炙甘草汤主之。"炙甘草汤为治心之气血阴阳虚损证之常用方,以虚羸少气,心动悸,脉结代为辨证要点。本案之心悸,乃属外感病后,血气虚衰,脉不充盈,心失所养,心气不足,一时性发作,服用炙甘草汤效优。

案6

刘某,女,53岁。2010年9月20日初诊。

患者10多年前感心慌不适,气喘,疲劳后加重,休息后缓解,先后于青海省某省级医院及本院就诊,诊断为"扩张性心肌病,心功能不全",予"强心利尿"相关药物治疗后好转,此后病情迁延反复。1周前因起居不慎,心悸加重,咳嗽气喘,夜间阵发性呼吸困难,胸闷隐痛,伴胃脘部胀闷不适,腹胀纳呆,频繁呕恶,精神萎靡,无痰中带血,不发热,周身乏力,双下肢浮肿,二便正常。舌淡红,苔薄,脉细而促。

查体:血压90/62 mmHg,颈静脉充盈,听诊两肺呼吸音清,无干湿性啰音;心率98次/分,心律欠齐,可闻及期前收缩,主动脉瓣第一听诊区可闻及中度舒张期杂音,二尖瓣区可闻及SM 4/6级收缩期杂音。腹软,肝肋下2 cm,质软,肝颈反流征阳性,双下肢浮肿。

心电图示:① 窦性心律;② Ⅰ度房室传导阻滞;③ 不全性房内传导阻

滞;④ 房性早搏;⑤ 频发室性早搏;⑥ 心电轴右偏;⑦ 顺钟向转位。

心脏彩超示:扩张型心肌病。① 全心增大,② 二尖瓣中度反流,③ 主动脉瓣中度反流,④ 心功能减退(EF34%)。

中医诊断:心悸(心气不足,水湿内停)。

西医诊断:扩张型心肌病(心功能Ⅰ级);心律失常(房性早搏,频发室性早搏)。

治则:补益心气,祛湿利水。

处方:红参10克,桂枝10克,干姜5克,黄芪30克,生地黄15克,陈皮10克,半夏10克,五味子10克,猪苓15克,茯苓15克,泽泻15克,葶苈子(包)30克,炙甘草3克。5剂,水煎服,每日1剂,分早、晚两次餐后温服。

9月25日二诊:患者精神好转,呕吐消失,饮食有增。仍诉心慌气喘,血压升至105/62 mmHg。上方去半夏10克,加白术10克、当归10克、车前子30克。5剂,水煎服,每日1剂,分早、晚两次餐后温服。

9月30日三诊:上方去车前子(包)30克、猪苓15克、泽泻15克。5剂,水煎服,每日1剂,分早、晚两次餐后温服。

10月6日复查心脏彩超:扩张型心肌病。① 全心增大。② 二尖瓣中度反流。③ 主动脉瓣中度反流。④ 心功能减退(EF 44%)。患者无心慌气喘症状,饮食睡眠可,二便正常。

按语:扩张型心肌病属中医"心胀病"范畴,多由禀赋不足,邪毒乘虚而入,内舍于心,心气耗散,水湿内停,日久心体胀大而发病。心气亏虚为本,水湿内停为标者常见,治以补益心气,兼以祛湿利水为要。

案7

郭某,男,85岁。

乏力,活动后心悸,气喘,餐后腹胀,犯困,夜眠差,舌质淡,苔薄白,脉细。

中医诊断:心悸(心脾两虚)。

西医诊断:心律失常。

治则:益气补血,健脾养心。

处方:归脾汤加减。炙甘草10克,当归16克,黄芪30克,茯苓30克,白术16克,生晒参30克,丹参30克,天冬13克,炒酸枣仁20克,麦冬16克,柏子仁16克,炙远志10克,炒鸡内金16克,炒六神曲16克,桂枝13克,炒麦芽16克,炒山楂16克,桔梗10克,菟丝子30克,淫羊藿16克,制南五味子16克,枸杞子20克,炙山茱萸30克,山药20克。7剂,水煎服,每日1剂,分早、晚两次餐后温服。

按语:患者餐后腹胀、犯困提示脾气虚,消化不良,心脾气血暗耗,神无所住,意无所藏,故见心悸不宁、夜眠不安;脾虚运化无力,气血生化乏源,故见体倦乏力;舌质淡,苔薄白,脉细弱,均为虚象,故辨证属心脾两虚。邓尔禄先生治疗时选用归脾汤益气养血健脾养心,本方心脾同治,重在脾,脾旺则气血生化有源,统血有权。气血并补,重在补气,气为血之帅,气旺则血自生气能摄血,血足则心有所养。《灵枢·决气》云:"中焦受气取汁,变化而赤是为血。"方中黄芪甘温,龙眼肉甘平,补脾益气,共为君药。生晒参、白术助补脾益气之功,佐以当归、酸枣仁与龙眼肉相伍,补血养神,滋阴润燥,共为臣药。佐以远志宁神益智,炙甘草补益心脾,兼调和诸药,为使药。山楂、麦芽、鸡内金、六神曲化积消食,健脾助运。患者年老肾气亏虚见气喘,加山药、山茱萸、枸杞子、五味子、菟丝子、淫羊藿补益肝肾,收涩平喘。患者心脾气血久虚,虚久致瘀,营卫行涩,故加桂枝温通经脉、助阳化气;加丹参活血祛瘀,通络;桔梗引药上行,宣肺平喘,祛胸中之瘀。

二、胸痹验案

唐某,女性,79岁,退休。2011年6月8日初诊。

因"反复发作性胸闷、心慌、伴头晕3年,加重5日"就诊。患者3年前无明显诱因反复出现胸闷心慌,胸膺膨满,伴头晕不适,呈阵发性发作,休息后可缓解,平素情绪低落。曾在某医院查冠状动脉CTA提示前降支中段中度狭窄,回旋支近端轻度狭窄伴钙化。予倍他乐克、速效救心丸等治疗,效果不显。既往有高血压病史,血压最高达160/110 mmHg,曾服用替米沙坦等治疗,5日前上述症状再发加重,胸闷、心慌时作,伴头晕、乏力、气短、出汗较多,病程中时有嗳气、反酸,背酸痛不适,夜间阵发性呼吸困难,食纳可,夜寐欠安,二便正常。舌尖红,苔薄,脉弦。

中医诊断:胸痹(气滞血瘀,胸阳痹阻)。

西医诊断：冠状动脉粥样硬化性心脏病、心绞痛；高血压病2级。

治则：行气化瘀，通阳止痛。

处方：醋柴胡6克，枳壳10克，丹参10克，赤芍10克，白芍10克，川芎10克，香附10克，菖蒲10克，远志10克，当归10克，生地10克，合欢花30克，酸枣仁10克，甘草5克。5剂，水煎服，每日1剂，分早、晚两次餐后温服。

6月14日二诊：胸闷、心慌仍作，且头昏、气短夜寐较差，嗳气频频。舌脉同前，气郁较甚。重用疏肝解郁之品，调整方药如下：

醋柴胡6克，枳壳10克，赤芍10克，白芍10克，陈皮10克，茯神10克，菖蒲10克，远志10克，当归10克，生地10克，合欢花30克，川朴花10克，苏梗10克，酸枣仁10克，甘草5克。5剂，服法同前。

6月21日三诊：胸闷、心慌减轻，嗳气不显，仍头昏、气短，夜寐较差，饮食正常。舌尖偏红，苔薄，脉小弦。原方加知母10克、夜交藤30克。5剂，服法同前。服药后胸闷、心慌症状缓解明显，夜寐不安，饮食正常，已无嗳气反酸，诸症悉除。随访半年，健康状况良好。

按语：西医治疗冠心病、心肌梗死多采取支架植入、冠脉搭桥等方法，疗效可靠，但仍有部分患者症状不能完全缓解，或者心功能不能完全恢复。《金匮要略·胸痹心痛短气病脉证治第九》云："师曰：夫脉当取太过不及，阳微阴弦，即胸痹而痛，所以然者，责其极虚也。今阳虚，知在上焦，所以胸痹心痛者，以其阴弦故也。"此案患者素体阳虚，加之年老体弱，心阳内耗，脉道失润，心脉痹阻，发为胸痹。证属本虚标实，虚实夹杂。加之其平素情志不畅导致肝气郁结，以通行气解郁、化瘀止痛为治则，得到较好疗效。

三、真心痛验案

方某，女，74岁。初诊时间：2018年3月17日。

因心前区持续剧痛伴气喘3日急诊入院。患者14日晚饱食过量，当夜胸闷心痛，气喘，咳吐白沫痰，四肢凉出冷汗，口干唇紫，腹胀，端坐呼吸，不能入睡。3年来常有心绞痛发作，近年来加重，发作达半小时以上。检查心率100次/分，规律不齐，期前收缩7～8次/分，两下肺有湿啰音。舌质红，边尖有紫点，中间有裂纹，脉细数促。心电图：急性广泛性前壁心肌梗死，房性早搏呈二联律,低电压。

中医诊断：真心痛(瘀血留滞,心脉痹阻)。

西医诊断：急性广泛前壁心肌梗死。

治则：回阳固脱,益气养阴,活血化瘀止痛。

处方：黄芪30克,麦冬、玄参、决明子各15克,丹参30克,赤芍、川芎、香附、延胡索各10克,陈皮5克。5剂,水煎服,每日1剂,分早、晚两次餐后温服。另以参附汤代茶频饮,同时口服冠心苏合丸等。

次晨胸闷、咳喘等均有好转,心绞痛缓解,心率减慢,期前收缩减少。中药原方加减继服。

3月22日：心脏听诊未闻期前收缩,有脘腹闷胀,胃纳不开,口苦作呕。改方药为芳香化浊、和胃化痰之品。用药3日,症状改善,继以原方化裁治疗,心痛未发。

4月14日出院：经常门诊治疗,服冠心苏合丸、复方丹参片观察3年以上,尚能做轻微家务。

按语：急性心肌梗死是冠状动脉粥样硬化型心脏病中重危之症,相当于中医的真心痛、厥心痛。《灵枢·厥病》篇云："真心痛,手足清至节,心痛甚,旦发夕死,夕发旦死。""厥心痛,痛如锥针刺其心……色苍苍如死状。"本病是中老年人的危重疾病,发病机制主要是心气不足,心阳不振,心阴亏损,心血瘀阻。其治疗大法以回阳固脱、益气养阴、通阳活血为主。

四、头痛验案

案1

孟某,男,46岁。2019年4月17日初诊。

患者头痛已半年之久,久治不愈。于2019年4月间起病。自诉胸满闷,食欲缺乏,头昏痛如布裹,舌苔白腻中厚,脉弦滑无力。

中医诊断：头痛(痰浊阻滞)。

西医诊断：头痛。

治则：化痰理脾。

处方：半夏白术天麻汤加减。天麻6克,炒白术9克,姜半夏12克,茯苓

12克,橘皮6克,炙甘草4.5克,生姜3大片。水煎服,每日1剂,分早、晚两次餐后温服。

服3剂后,头痛大减。继进3剂,连同胸闷均告霍然。

按语:患者痰浊阻滞,清阳不得升展,阴邪上扰清窍,故头痛如裹;痰遏胸膺,脾肺阳气失运,则胸脘满闷,胃待不饥。治宜化痰理脾,半夏白术天麻汤主之。半夏白术天麻汤出自清代医家程国彭《医学心悟·眩晕》,其言:"眩,谓眼黑;晕者,头旋也,古称头旋眼花是也……有湿痰壅遏者,书云:头旋眼花,非天麻、半夏不除是也,半夏白术天麻汤主之。"《历代名医良方注释》云:"痰厥头痛,非半夏不能疗;眼黑头晕,风虚内作,非天麻不能除。"方中半夏、陈皮辛开苦降,理气化痰;天麻平肝息风,通络止痛,诸凡头痛眩晕,无论虚实,均可随症配用。脾为生痰之源,肺为贮痰之器,茯苓、白术具健脾和胃之功,祛湿化痰以治本;生姜协夏苓以除水气,且开胃进食。药症相合,半年痼疾,6剂收功。

案2

程某,女,27岁。2018年3月14日初诊。

患者右侧偏头痛7年。7年前先由月经停闭,继则出现头痛。每次发作多在夜间3点左右,先从右侧颞部开始跳动,疼痛逐渐加重,甚则头欲紧触墙壁或以手掐住患部方能忍受,严重影响休息和工作。两眼视力显著下降(右0.2,左1.0)。经青海大学附属医院神经科、眼科会诊,诊断为神经性头痛,屡服镇静安眠、营养神经等药品治疗,收效不显。近半月来因头痛加重,不能坚持工作和学习,来我院内科就诊。查见患者头部用毛巾包裹,痛苦面容,面色白。舌质淡,苔薄白润,脉沉弦而细。

中医诊断:头痛(气血两虚)。

西医诊断:神经性头痛。

治则:益气活血。

处方:加味佛手散。当归30克,川芎9克,决明子12克,菊花12克,大枣10枚(劈开)。5剂,水煎服,每日1剂,分早、晚两次餐后温服。

2018年3月20日二诊:患者服上方5剂,头痛显著减轻,但去而不彻。上方加夏枯草12克。继服5剂。

2018年3月27日三诊：头痛基本消失，视物较前清晰。再宗前义加重清肝明目之生地15克、当归9克、炒白芍9克、川芎6克、决明子9克、沙苑子9克、白蒺藜9克、菊花9克。继服6剂。

2018年4月5日四诊：头痛已愈，双目视力已基本恢复正常（右1.2，左1.5）。随访头痛未见复发，远期疗效有待今后继续观察。

按语： 头痛分外感和内伤。《素问·太阴阳明论》云："伤于风者，上先受之。"风为百病之长，易兼夹时气而致病。头为诸阳之府，外感六淫之风、寒、湿、热之邪，则阻遏清阳，气血不畅，壅滞清窍，不通则痛，发为头痛。内伤头痛与气、血、痰、瘀、虚等病理因素密切相关，多因脏腑功能失调所致，虚证、实证均有，在一定条件下可相互转化。外感多实，内伤有虚有实；外感多用疏散，内伤有补、温、化、潜镇、清降等多种治法。本例头痛，痛自眉梢上攻，以夜间为甚，兼有面色白，视力减退，舌质色淡，脉弦细等特点，兼之月经闭止，辨证为血虚不能上荣于脑之故，遂予加味佛手散治之。方中主以大量当归养血和血；伍川芎之辛升上达头巅，活血行气以止痛；辅决明子、菊花、夏枯草以清肝益肾，泻火明目；大枣健脾和胃，益血调营。此方药味虽少，但配伍周到，共奏养血和血、明目止痛之功。因药症相合，故取效较捷。

● **案3**

李某，男，50岁，无职业。因"反复头痛6年，加重1年"于2018年1月10日就诊。

患者自诉于6年前因情志不畅出现头痛，以后枕部闷痛为主，连及右侧肩颈部酸痛，每次持续3～4小时，每遇气温过冷、过热时症状明显，无头晕、恶心呕吐及视物模糊，其间未行系统诊疗。曾间断口服感康、安乃近、康泰克等治疗感冒类药物后症状有所改善。1年前因再次情绪波动上症再发，伴头晕、心悸、面色萎黄、自汗，经口服上述药物后症状改善不明显，今为系统诊疗由门诊以"头痛待查"收住院。患者自发病来，无发热恶寒，无咳嗽咳痰，无偏侧肢体麻木、无力，无饮水呛咳，平素怕冷，夜眠欠佳，以入睡困难为主，纳食均可，二便调。舌淡尖红，苔薄白，脉弦细。简易焦虑抑郁量表示：焦虑3分，抑郁9分。

中医诊断： 头痛（肝郁血虚）。

西医诊断：紧张性头痛。

治则：疏肝解郁，养血安神。

处方：合欢头痛方加味。合欢花10克,炒白芍10克,当归10克,川芎6克,白芷6克,蔓荆子10克,藁本6克,木瓜10克,酸枣仁30克,夜交藤30克,朱茯苓10克,黄连6克,肉桂3克,延胡索6克,琥珀粉3克（冲）,莲子心3克,淡豆豉3克,浮小麦30克,红枣6克,炙甘草6克,石菖蒲20克,远志10克,生龙骨30克,生牡蛎30克,珍珠母30克。水煎服,每日1剂,分早、晚两次餐后温服。

按语：《景岳全书·头痛》:"凡诊头痛者，当先审久暂，次辨表里。盖暂头痛者，必因邪气；久病者，必兼元气。以暂病言之，则有表邪者，此风寒外袭于经也，治宜疏散，最忌清降；有里邪者，此三阳之火炽于内也，治宜清降，最忌升散，此治邪之法也。其有久病者，则或发或愈，或以表虚者，微感责发，所以暂病者，当重邪气，久病者，当重元气，此因其大纲也。然则亦有暂病而虚者，久病而实者，又当因脉因证而详辨之，不可执也。"患者长期情志不舒，疏泄失常，肝气郁滞，不通则痛，肝郁乘脾，脾虚生化乏源，以致肝血亏虚，不荣则痛，则出现头痛及肢体疼痛不适。肝血虚则夜卧时血难归于肝，肝阳偏盛，阳盛则难以入睡，肝魂无所藏，而见失眠多梦。治疗采用合欢头痛方，方用合欢花安神解郁；酸枣仁、夜交藤养血安神；加用诸经络引经止痛之品白芷、蔓荆子、藁本、木瓜疏风止痛；茯苓、当归、白芍健脾养血；石菖蒲、远志养心安神；生龙骨、生牡蛎、珍珠母重镇安神，诸药合用以药到病所，标本兼治。

案4

周某，男，45岁。以"头痛1月余，加重3日"于2018年8月21日住院。

患者近1月来劳累后出现后枕部跳痛，呈发作性，伴头昏沉，视物模糊，左颞部肿胀，无恶心、呕吐，头痛时无畏光、畏声，休息后稍有缓解，未予重视。近3日来，头痛发作较前频繁，伴乏力、心悸、纳少、急躁易怒、口干口苦，为明确诊断，行系统治疗，遂今来我院就诊，门诊以"头痛原因待查"收入院治疗。自发病以来饮食量少，夜眠差，精神可，大小便无异常，体重无明显变化。舌淡红，苔薄白，脉弦细。否认高血压病史，近两日血压偏高，最高达160/112 mmHg。

中医诊断：头痛（血虚肝旺）。

西医诊断：偏头痛。

治则：益气养血，和络止痛。

处方：四物汤加减。熟地 16 克，当归 13 克，白芍 16 克，川芎 13 克，白蒺藜 30 克，佛手 13 克，香橼 13 克，天麻 16 克，麦门冬 16 克。水煎服，每日 1 剂，分早、晚两次餐后温服。

按语：《古今医统大全·头痛大法分内外之因》："头痛自内而致者，气血痰饮、五脏气郁之病，东垣论气虚、血虚、痰厥头痛之类是也；自外而致者，风寒暑湿之病，仲景伤寒、东垣六经之类是也。"头痛的病因虽多，不外外感和内伤两类。外感以风邪为主，挟寒、挟热、挟湿，其证属实。内伤头痛有虚有实，肾虚、气虚、血虚头痛属虚，肝阳、痰浊、瘀血头痛属实，或虚实兼挟。故头痛应辨内外虚实，治疗相应采用补虚泻实。本患者因烦劳过重，肝失疏泄，肝血不足肝阴亏虚以致肝火上炎，精血不承，血虚肝旺，上扰清窍故出现头痛。方中以四物汤益气养血为主，佐以麦冬滋阴；佛手、香橼疏肝健脾；天麻、白蒺藜平肝潜阳。诸药合用，肝血生，肝阳降，以达和络止痛之效。

五、眩晕验案

案 1

王某，女性，42 岁，汉族。2010 年 10 月 20 日初诊。

反复发作性头晕、耳鸣 5 月余。5 月前出现发作性头晕，伴视物旋转，如坐舟车，伴恶心、欲吐，耳鸣，动则加剧，不能睁眼，1～2 月发作 1 次，每次发作数分钟至半小时不等，休息后缓解，缓解后感头闷。舌淡红，苔薄黄微腻，脉弦滑。既往体健，否认高血压、颈椎病等病史，否认药物及食物过敏史。

中医诊断：眩晕（肝阳上亢，痰火内扰）。

西医诊断：前庭性眩晕。

治则：平肝潜阳，清热化痰。

处方：温胆汤加味。陈皮 13 克、姜半夏 10 克、茯苓 10 克、枳实 10 克、竹茹 10 克、钩藤 20 克、丹参 20 克、葛根 20 克、磁石 20 克、炙甘草 6 克。7 剂，水煎服，每日 1 剂，分早、晚两次餐后温服。

嘱注意休息，多饮水，多食水果；忌食肥腻辛辣之品，饭后多走路。

复诊：服药后头晕、视物旋转、恶心、耳鸣等症状较前改善，偶感疲乏。前方加太子参 30 克、黄芪 20 克，7 剂，每日 1 剂，水煎分早、晚两次饭后温服。诸症消失。

按语：患者反复发作头晕，视物旋转，如坐舟车，伴恶心、耳鸣，病在清窍，属中医"眩晕"范畴，与肝、脾、肾三脏功能失常关系密切。患者中年女性，素体肝阴不足、肝郁化火，导致肝阳上亢，痰火内扰，上扰清窍，致眩晕。患者舌淡红，苔薄黄微腻，脉弦滑均为肝阳上亢，痰火内扰之象。

温胆汤出自宋代陈无择《三因极一病证方论》，由半夏、陈皮、茯苓、甘草、枳实、竹茹组成，具有清热化痰、和胃止呕之功，主治肝胃不和、痰热内扰证。该患者病属眩晕，证属肝阳上亢，痰火内扰，故方选温胆汤加味，加葛根清热解肌，升发清阳之功，钩藤平肝潜阳，磁石重镇安神，丹参活血通脉，温胆汤清热化痰，和胃止呕之功，诸药合用，则肝阳平，痰火泻，眩晕之症止。

案 2

赵某，女，29 岁，晨起头晕，时冷时热，咽干，上半身出汗，后背凉，怕冷，心烦，平素经前腹痛，月经量少，便溏，舌淡苔白，脉弦缓。

中医诊断：眩晕（少阳寒湿，津亏饮停）。

西医诊断：梅尼埃病。

治则：和解散寒，生津敛阴。

处方：柴胡桂枝干姜汤加减。黄芩 10 克，干姜 10 克，桂枝 10 克，柴胡 20 克，炙山茱萸 16 克，当归 16 克，牡蛎 30 克，天花粉 16 克，川芎 10 克，赤芍 10 克，党参 20 克，白芍 10 克，麦冬 20 克，牡丹皮 10 克，阿胶 6 克（烊化），法半夏 10 克，肉桂 6 克。7 剂，水煎服，每日 1 剂，分早、晚两次餐后温服。

按语：本案为少阳兼里寒，即少阳、太阴合病的柴胡桂枝干姜汤证。时冷时热，心烦，脉弦为少阳证表现；舌淡苔白，便溏为太阴证表现，便溏为太阴病主证。本方主证是在三焦不利，少阳气机瘀滞基础上，兼杂津亏饮停。乍看津液亏虚与水饮内停好似矛盾，如何共存？非也，津液为生理之水；水饮为病理之水。病理之水停，则生理之水亏，此与当归芍药散血虚饮之理同。后世也有"邪水盛一分，则真阴亏一分"之说。方中柴胡、黄芩疏泄三焦，清解郁热;天花粉、牡蛎清热生津散结,养阴利水;干姜、桂枝温阳化饮;干姜温阳化饮;天花粉、牡蛎在经方中,除清热生津散结外,尚有养阴利水功效。柴胡桂枝干姜汤原方,和畅三焦以通津液之路,养阴润燥兼利内停水湿,一剂即解。邓尔禄先生常以本方治疗发热、咳喘、胃肠病、失眠、眩晕、口疮、月经不调等病。

案3

孙某,男,50岁。以"发作性头晕20余年"于2018年7月22日住院。

患者20余年前无明显诱因出现头晕,昏沉感,常在头部运动时发生,时伴有视物模糊,右侧头面部及双手麻木感,偶有双侧眼睑痉挛,胸闷,肢体困重感,无意识障碍、复视、耳聋耳鸣、恶心呕吐、饮水呛咳及肢体抽搐及活动障碍。4月前因头晕发作于外院住院,查同型半胱氨酸:89.65 μmol/L,叶酸:4.80 nmol/L,自行口服药物症状缓解不明显,为求进一步诊治,患者于今日于本院就诊,收入院治疗。患者自发病以来饮食可,夜眠差,大、小便无异常,近期体重无明显变化。舌紫暗,苔黄腻,脉沉缓微涩。

中医诊断:眩晕(痰瘀阻络)。

西医诊断:前庭周围性眩晕。

治则:活血化瘀,化痰开窍。

处方:涤痰汤合通窍活血汤加减。法半夏10克,茯苓16克,胆南星10克,太子参30克,陈皮10克,竹茹13克,炒枳实10克,石菖蒲10克,炒桃仁9克,红花10克,赤芍10克,川芎6克,甘草10克。水煎服,每日1剂,分早、晚两次餐后温服。

按语:本病病位在清窍,由气血亏虚、肾精不足致脑髓空虚,清窍失养,或肝阳上亢、肝火上炎、痰瘀阻络扰动清窍发为眩晕,与肝、脾、肾三脏关系密切。该患者平素嗜酒肥甘,饥饱劳倦,伤于脾胃,健运失司,以致水谷不化精微,聚湿生痰,痰湿阻络,瘀血内生,痰瘀互阻,扰动清窍,发为本病,舌紫暗,苔黄腻,脉沉缓微涩俱为佐证。治当活血化瘀,化痰开窍。拟涤痰汤合通窍活血汤加减。方中太子参、茯苓、甘草补健脾益气;陈皮、胆南星、法半夏健脾利湿而祛痰;竹茹清化痰热;枳实破痰利膈;菖蒲开窍通心,使痰消火降则经通;桃仁、红花、赤芍、川芎活血消瘀,推陈致新。诸药合用,共奏活血化瘀,化痰开窍之功。

● 案 4

吴某,女,34 岁。主因"发作性头晕 1 周"于 2018 年 6 月 19 日收住院。

患者自诉于 2018 年 6 月 12 日受凉后出现咽痛,发热恶寒,未予重视,次日逐渐出现头晕,呈间断发作,伴视物旋转,每次持续约数分钟,时有巅顶部闷胀感,伴步态不稳,视物重影,时有周身关节酸痛不适,无恶心呕吐,无耳鸣,遂至当地社区医院就诊,侧体温 37.8℃,测血压 70/40 mmHg,予抗感染、退热等治疗(具体不详)3 日后发热恶寒好转,余症状未见明显改善,遂至我院门诊就诊,门诊以"眩晕待查"收住院。患者自发病来,时有心悸、胸闷,无咳嗽咳痰,无鼻塞流涕,纳食、夜眠可,大便干难解,一周一行,小便正常。舌淡红,苔白腻,脉弦滑。

中医诊断:眩晕(风痰阻络)。

西医诊断:前庭周围性眩晕。

治则:化痰息风,健脾祛湿。

处方:半夏合欢汤加味。法半夏 10 克,白术 10 克,天麻 10 克,葛根 15 克,丹参 20 克,当归 10 克,川芎 6 克,生龙骨 30 克,生牡蛎 30 克,珍珠母 30 克,菖蒲 20 克,炙远志 10 克,酸枣仁 30 克,夜交藤 30 克,茯苓 10 克,琥珀粉 3 克(冲),浮小麦 30 克,红枣 6 克,炙甘草 6 克,黄连 6 克。水煎服,每日 1 剂,分早、晚两次餐后温服。

按语:《医学从众录·眩晕》曰:盖风者非外来之风,指厥阴风木而言,与少阳相火同居,厥阴气逆,则是风升火动,故河间以风火立论也。风生必挟木势而克土,土病则聚液而成痰,故仲景以痰饮立论也。此患者发病急,病程短,盖因感受风邪,素体脾虚痰浊内蕴,风邪与痰邪相互搏结阻滞经络,清窍失养发为眩晕。该方主要以半夏白术天麻汤化痰通络止眩,再配以酸枣仁、菖蒲、远志、夜交藤养心安神;生龙骨、生牡蛎、珍珠母重镇安神,标本兼治。

● 案 5

李某,女性,62 岁。以"头晕 3 日"于 2017 年 11 月 5 日入院。

患者于 3 日前因情绪波动出现头晕,头痛,自服逍遥丸后头痛缓解,自测血压 140/95 mmHg，现为进一步治疗入住我科。现患者头晕，无头痛，急躁易怒，口苦，无视物旋转，无恶心呕吐，饮食可，入睡困难，二便调。舌红，苔薄黄，脉弦细。

中医诊断： 眩晕（肝阳上亢）。

西医诊断： 原发性高血压病。

治　则： 平肝潜阳，滋养肝肾。

处　方： 天麻钩藤饮加减。天麻 13 克，钩藤 13 克，石决明 13 克，黄芩 10 克，栀子 13 克，益母草 10 克，牛膝 10 克，杜仲 10 克，桑寄生 10 克，茯神 13 克，夜交藤 13 克，炒酸枣仁 30 克，珍珠母 20 克。水煎服，每日 1 剂，分早、晚两次餐后温服。

按　语： 患者平素情绪急躁，3 日前因恼怒过度，肝阳上亢，阳升风动，发为眩晕，且患者年过半百，肝肾亏虚，故当平肝潜阳，滋补肝肾。方中天麻、钩藤平肝息风，为君药；石决明咸寒质重，功能平肝潜阳，除热明目，与君药合用，加强平肝息风之力；牛膝引血下行，合益母草并能活血利水；杜仲、寄生补益肝肾以治本；栀子、黄芩清肝降火，以折其亢阳；夜交藤、茯神宁心安神。

六、神昏验案

蒋某，女，86 岁。因"神志恍惚、乏力、言语不利半天"于 2017 年 4 月 8 日入院。

患者既往有糖尿病病史多年，长期间断口服降糖药物，家属未能积极随访血糖。入院当天凌晨 4 时患者自诉乏力周身疼痛，欲小便，家属未搀扶至厕所已大小便自遗，继而神志欠清、精神恍惚，不慎跪倒在地，言语欠利，故急赴我院急诊。查尿酮体（＋＋＋＋），头颅 CT 示两基底节区、侧脑空旁腔隙性梗死灶，脑萎缩。血糖 33.3 mmol/L。电解质：血清钾 6.1 mmol/L，血清钠 130.6 mmol/L，血清氯 92.3 mmol/L。心肌酶谱：LDH 2 177 U/L，CK 1 222.2 U/L，CK - MB 24.80 ng/mL，Mb＞3 804.0 ng/mL。予胰岛素控制血糖后，收住入院。既往有高血压病、糖尿病、冠心病、痛风病史。入院时查血压 100/60 mmHg，神志不清，呼之不应，呼气有烂苹果气味发热，气短息微，面白唇干，舌质干红，脉虚数无根。

中医诊断：神昏（痰浊蒙窍）。

西医诊断：2型糖尿病酮症酸中毒；冠状动脉粥样硬化性心脏病；痛风。

治则：清热降浊，豁痰开窍。

处方：白虎加人参汤加减。生石膏120克（先煎），知母30克，人参60克，天花粉45克，制附片35克，生地黄45克，麦冬30克，黄连10克，石菖蒲30克，广郁金15克，生黄芪45克，陈皮9克，丹皮30克。4剂，水煎服，送服安宫牛黄丸，每日3次，每次1丸。

二诊：患者服上药4剂后，复查尿酮体转阴。当前神志已清，身热渐退，仍有口干、乏力，胃纳欠佳，大便干结，小便少，舌质红，苔少，脉细数。证属气阴两亏，余毒未清。治拟益气养阴，清解余毒。

生石膏30克（先煎），知母30克，党参45克，天花粉45克，生地黄45克，麦冬30克，黄连10克，石菖蒲30克，广郁金15克，生黄芪60克，陈皮9克，丹皮30克，天冬15克，熟地黄30克，怀山药30克，山萸肉15克，苍术15克，玉竹30克，鬼箭羽30克，蚕茧壳9克。7剂，水煎服，每日1剂，分早、晚两次餐后温服。

按语：根据糖尿病酮症酸中毒（DKA）常见的临床表现，邓尔禄先生将其分为气阴两虚、热毒熏蒸、内闭外脱和阴竭阳脱四大证型。气阴两虚证见咽干口燥、多饮多尿、气短懒言、神疲乏力、舌红少苔、脉细数，方拟生脉散合增液汤；感染引起的热毒熏蒸证见口苦口臭、烦渴多饮、尿频量多色黄赤浊、头晕目眩、恶心呕吐、大便干结、舌暗红苔黄、脉滑数，方拟清瘟败毒饮加减；内闭外脱证见神志昏乱、躁动不安、呼吸气粗、四肢抽搐、汗出面白、遗尿、舌淡红、苔薄黄、脉弦数或虚数无力，方拟清宫汤合独参汤。上述三种证候在中药汤药治疗的同时可配合中成药安宫牛黄丸或醒脑静注射液开窍醒神。阴竭阳脱证见昏迷不醒、面白唇干、眼眶深陷、气短息微、汗出肢冷、舌质干淡、脉虚数无根，方拟生脉散合白虎汤，并重用人参，加大量山萸肉、龙骨、牡蛎等；同时可配合参附注射液或生脉注射液回阳固脱。除了中药治疗之外，还可配合针灸治疗，闭证常针刺人中、涌泉、百会、足三里、十宣等穴；脱证常灸百会、神阙、足三里等穴。中西医结合可显著提高临床救治的成功率。

本方证邪既离表又入里，故不可发汗；虽里热炽盛但尚未至腑实便秘，故不宜攻下。根据《素问·至真要大论》"热者寒之"的治疗原则，应当首选大清里热之品。然因热盛伤津,若用苦寒直折,则恐伤津化燥,愈伤其阴,以甘寒滋润、清热生津之法治之。方中重用石膏,辛甘大寒,辛能透热,寒能胜热,故能外解肌肤之热,内清肺胃之火,甘寒相合,又能生津以止渴,可谓一举三得,故为方中君药。知母苦寒质润,苦寒泻火,润以滋燥,既助石膏以清热,又润为热邪已伤之阴,为方中臣药。粳米、甘草和胃护津,缓石膏、知母苦寒重降之性,以防寒凉伤中之弊,共为佐使。诸药配伍,共成清热生津、止渴除烦之剂,使其热情烦除,津生渴止,则大热、大渴、大汗、脉洪大等诸症自解;加人参补益气阴,治疗身大热气阴两伤者尤为适宜。

  邓尔禄先生根据自己数十年治疗内分泌危重症的临证经验认为:糖尿病酮症酸中毒和高渗综合征补液是糖尿病酮症酸中毒抢救成功与否的关键。补液可以认为是中医的补阴疗法,糖尿病酮症酸中毒和高渗综合征其病理实质就是阴液耗竭。糖尿病酮症酸中毒要充分重视患者的失水程度、渗透压高低、血糖水平及患者年龄等因素,综合考虑选择液体种类、补液速度及补液量,还应注意在救治过程中加强中医救治,尤其是在使用重剂滋养阴液药物如二冬、生地黄、天花粉等的同时,伍以重剂人参、黄芪等补益元气类中药。气能摄阴、生养阴液,阴阳互生、互根之理也。糖尿病酮症酸中毒和高渗综合征应用胰岛素治疗也是其重要环节,但是相当一部分患者,其胰岛素在糖摄取和利用方面受损,单位胰岛素产生的生物学效应低于预期正常水平,即胰岛素的敏感性和反应性减低的胰岛素抵抗。邓尔禄先生认为胰岛素抵抗的主要病机可概括痰浊阻滞、燥热内生并长于应用黄连、苍术等治疗。现代研究表明,黄连、苍术有显著降低血糖作用。我们所做的临床与实验研究也表明,二者在降低血糖的同时,还可以显著降低胰岛素指数,改善胰岛素抵抗力。至于有学者认为黄连食用有肝功能损害的问题,邓尔禄先生认为黄连在20克以下是安全的,且在30多年使用黄连低于此剂量没有出现肝功能损害病例。另外对于有专家认为苍术有"伤阳"之患,邓尔禄先生结合自己临床经验认为,苍术是燥湿健脾、辟秽之药,只要辨证施药准确,绝无伤阳之弊。阴虚燥热也是糖尿病酮症酸中毒和高渗综合征的重要病理机制,据此邓尔禄先生临床中主张重用生石膏,甚至量达120克之多。为了避免石膏量大难于溶解的情况,他参考张锡纯之生用石膏的临床经验,将石膏研末另用开水冲服或者胃管灌胃,临床疗效显著。多器官功能障碍综合征是糖尿病酮症酸中毒和高渗综合征病情恶化甚至死亡的重要原因,邓尔禄先生从该病的病理机制出发,认为糖尿病酮症酸中毒和高渗综合征在早期即出现循环障碍,并提出早期采取活血化瘀有利于其转归,提倡用王今达教授创制的具有清热、活血、益气作用的治疗脓毒症的中药注射剂"血必净"改善微循环,疗效显著。邓尔禄先生认为使用"血必净"一方面非常切合本病中医学和现代医学的病理机制,并且使用中医药注射剂还可以有效补充体液,真正的"一举两得"。可见,中医药的早期介入是治疗糖尿病酮症酸中毒、高渗综合征和有效防治多器官功能障碍综合征的重要手段。

七、咳嗽验案

案1

邵某,男,73岁。2020年9月23日初诊。

素有痰饮,近感风寒,骨节酸楚,咳喘痰鸣,心悸、胸闷,端坐呼吸,腹胀尿少,面肢浮肿。心率120次/分,双肺有湿啰音,肝肋下3.5 cm,质Ⅱ度,肝颈回流征阳性。舌淡胖,脉细数。心电图:窦性心动过速伴低电压,肺型P波,右心室肥厚,提示肺源性心脏病。

中医诊断:咳嗽(痰饮恋肺,外感风寒)。

西医诊断:肺源性心脏病。

治则:温肺散寒,平喘化痰。

处方:炙麻黄10克,桂枝5克,杏仁12克,干姜2克,白芍12克,五味子5克,法半夏12克,桑白皮10克,白芥子10克,莱菔子10克,苏子(布包)20克,甘草5克。水煎服,每日1剂,分早、晚两次餐后温服。

另以红参、麦冬各10克,五味子5克,葶苈子(布包)20克,甘草5克,大枣30克,煎汤代茶频饮。同时给予西地兰0.4 mg加50%葡萄糖注射液40 mL缓慢静脉推注1次。

中药原方治疗1周,症情逐渐好转,能高枕入睡,喘咳、心悸均有减轻,痰较前减少。心率94次/分,继以原方化裁,配合蛤蚧党参膏、止咳定喘膏、蛇胆陈皮末等药服用调理,浮肿消退,生活自理。

按语:《金匮要略·水气病脉证并治》云:"心水者,其身重而少气,不得卧,烦而躁,其人阴肿。"本例为气阳不足,水气凌心犯肺,本虚标实。治当标本兼治,扶正祛邪,温化痰饮。

案 2

杨某,女,53岁。

反复咳嗽、咳痰2年,再发加重5日。5日前感冒后上述症状加重。现症见咳黄痰,痰黏稠量多,心慌,气短,口苦,眼干,出汗,眠差,饮食减少。舌苔白腻,脉沉细。

中医诊断:咳嗽(肺脾气虚,痰热郁肺)。

西医诊断:慢性支气管炎急性加重。

治则:补益肺脾,清热化痰。

处方:香砂六君子汤加减。砂仁10克,木香10克,炒白术20克,陈皮10克,法半夏10克,炙旋覆花10克,茯苓20克,党参20克,煅赭石30克,丁香3克,鱼腥草30克,连翘20克,黄芩6克,柴胡10克,制南五味子16克,枸杞子20克,牡蛎30克,浮小麦30克。7剂,水煎服,每日1剂,分早、晚两次餐后温服。

按语:《杂病源流犀烛》:"肺不伤不咳,脾不伤不久咳。"病性总体以虚为主,兼夹标实,病机表现为内外合邪,使肺宣肃异常、肺气上逆而作声。《医学心悟》指出久咳不已,必须补脾土以生肺金。健脾则气血生化有源而痰湿生化失源,水谷精微上输填充肺气,能使肺卫固表、宣降等功能恢复,则咳嗽自止。香砂六君子汤主治肺脾气虚、痰阻气滞证,建中有消、行中有补,由六君子汤加砂仁、木香组成。方中人参、白术、茯苓、甘草益气健脾;半夏、陈皮、砂仁、木香理气化痰;加柴胡疏肝和胃;丁香、旋覆花、代赭石降逆止咳;鱼腥草、连翘、黄芩清热解毒;牡蛎、浮小麦、党参敛阴止汗,益气解表;枸杞子滋补肝肾;五味子敛肺止咳。

案 3

冯某,女,36岁。

咳嗽、咳痰2周。现症见咳嗽,咳少量黄痰,出汗,怕冷,食少,夜眠差舌淡,苔白滑,脉弱。

中医诊断：咳嗽（肺脾气虚）。

西医诊断：支气管炎。

治则：补脾益肺，止咳化痰。

处方：玉屏风散合桂枝汤加减。黄芪60克，白术20克，白芍20克，生姜10克，防风10克，大枣10克，炒菟丝子30克，葫芦巴30克，浮小麦30克，桂枝20克，附片13克，牡蛎30克，龙骨30克，炒酸枣仁30克，首乌藤13克，桔梗16克，甘草10克。10剂，水煎服，每日1剂，分早、晚两次餐后温服。

按语：桂枝汤调和营卫，为表虚自汗者首选方。玉屏风散亦有益气固表止汗之功，常用于表虚自汗易感者。二方合用则加强益气固表和营解肌之力，是治疗虚热外感之良方。桂枝汤调和营卫之功已为众知，但对于表虚不足之体，似觉药力不足，故在原方中合用玉屏风散，益气固表，疏风祛邪，补不遏邪，表不伤正，两方合用，无论从病理上还是药理上讲，都是合拍的，故用于表虚肺卫不足之体，免疫功能低下的患者，屡获其验。

案4

李某，男，61岁。

咳嗽、咽部不适5日。患者5日前因受冷后出现咳嗽，咽痒，咽痛，无痰，偶有少量黄痰，苔白腻，脉弦滑。

中医诊断：咳嗽（风痰犯肺）。

西医诊断：支气管炎。

治则：疏风化痰。

处方：止嗽散加减。荆芥20克，炙紫菀30克，前胡10克，炙百部30克，射干10克，炒牛蒡子10克，桔梗10克，陈皮10克，法半夏16克，芦根30克，蝉蜕10克，炒僵蚕10克，炒枳壳20克，白术20克，党参30克，浙贝母20克，黄芩6克，连翘20克，鱼腥草30克。6剂，水煎服，每日1剂，分早、晚两次餐后温服。

按语：《素问·咳论》："皮毛者，肺之合也；皮毛先受邪气，邪气以从其合也。其寒饮食入胃，从肺脉上至于肺则寒，肺寒则外内合邪，因而客之，则为肺咳。"邓尔禄先生认为，无论外感或内伤所致之咳嗽，均累及肺脏受病，由肺气不清失于宣肃所致。患者受凉后发病，病史短，外感风寒，肺失宣肃则咳嗽。本方为《医学心悟》治疗风邪犯肺之咳嗽的常用方剂。临床以咳而咽痒，咯痰不爽，或微有恶风发热，舌苔薄白，脉浮缓为辨证要点。治法重在宣肺止咳，兼以解表。本方散寒不助热，解表不伤正。方中甘草、牛蒡子、射干、僵蚕、蝉蜕、鱼腥草、连翘、黄芩疏风清热，解毒利咽；党参、白术健脾益气；半夏、浙贝母化痰止咳；桔梗宣肺，引药上行。

案5

张某，女62岁。

咳嗽伴气短3年，再发加重1周。咳嗽咳痰，伴气短、尤以活动后加剧，汗出，手脚心不热，舌质红，脉细数。

中医诊断：咳嗽（气阴两虚，阴虚火旺）。

西医诊断：慢性支气管炎急性加重。

治则：滋阴泻火，止咳化痰。

处方：当归六黄汤加减。黄芪50克，黄芩6克，地黄20克，熟地30克，黄连10克，黄柏10克，当归10克，赤芍20克，制厚朴10克，紫苏梗10克，茯苓20克，法半夏16克，甘草10克，枳壳20克，诃子10克。10剂，水煎服，每日1剂，分早、晚两次餐后温服。

按语：本案治疗以滋阴泻火，固表止汗为主。中药选当归六黄汤加减。因患者肾阴亏虚不能济心火，虚火伏于阴分，助长阴分伏火，迫使阴液失守而盗火上炎。方中当归养血增液，血充则心火可制，生地、熟地入肝肾而滋肾阴，三药合用，使阴血充则水能制火，共为君药。盗汗因于水不济火，火热熏，故臣以黄连清泻心火，合以黄芩、黄柏泻火以除烦，清热以坚阴。君臣相合，热清则火不内扰，阴坚则汗不外泄。汗出过多，导致卫虚不固，故倍用黄芪为佐，一以益气实卫以固表，二以固未定之阴，且可合当归、熟地益气养血。诸药合，共奏滋阴泻火，固表止汗，平肝息风之效。

案6

袁某，女，47岁。因"反复发热伴咳嗽1个月，加重1日"来诊。

患者1个月前不慎受寒后出现鼻塞，流涕，继而咳嗽，咳痰，痰色黄，质黏，发热，体温最高达38.5℃，自服复方甘草合剂、头孢拉定等药，热度未退，咳嗽时有反复,咳痰少,有咽痒,后经口服及静脉滴注阿奇霉素、抗病毒药物及疏风解表中药等治疗无效,遂求诊于邓尔禄先生处。刻下发热,咳嗽,咳痰量少、质黏难排,咽痒,小便黄,大便可,舌淡,苔薄黄,脉浮数,体温38.9℃,左肺可闻及散在干湿啰音。X线检查提示急性支气管炎。

中医诊断:咳嗽(痰热壅肺)。

西医诊断:急性支气管炎急性加重。

治则:清热化痰,宣肺止咳。

处方:麻黄12克,石膏60克,杏仁12克,鱼腥草30克,大青叶30克,白花蛇舌草30克,牛蒡子9克,大黄20克,川贝母6克,金荞麦30克,桔梗6克,滑石45克,地龙12克,甘草6克。3剂,水煎服,每日1剂,分早、晚两次餐后温服。

按语:此患者系风寒化热,表里俱热,痰热壅肺。邓尔禄先生以自拟"三通疗法",表里双解,收获全功。

案7

韩某,男,33岁。

咳嗽10日余。现症见咽干,咽痒,咳嗽,痰量少,喜喝温水,口服桔梗片后咳嗽减轻,全身出汗多,声嘶,平素每次感冒后均有咳嗽,持续4～5日,舌苔白滑,脉浮。

中医诊断:咳嗽(寒饮伏肺、燥邪伤阴)。

西医诊断:支气管炎。

治则:解表散寒,温肺化饮,调和营卫。

处方:小青龙汤合桂枝汤加减。炙麻黄10克,法半夏16克,玄参16克,麦冬20克,桔梗16克,制南五味子10克,蝉蜕10克,桂枝10克,茯苓20克,炙甘草10克,白芍10克,炙甘草10克,石菖蒲10克,细辛6克,干姜10克。7剂,水煎服,每日1剂,分早、晚两次餐后温服。

按语:《难经·四十九难》曰:"形寒饮冷则伤肺。"水寒相搏,内外相引,饮动不居,水寒射肺,肺失宣降,故咽干,咽痒,咳嗽,痰量少。方以小青龙汤温肺散寒,以桂枝汤解肌敛汗。方中麻黄、桂枝相须为君,发汗散寒以解表邪,且麻黄又能宣发肺气而平喘咳,桂枝化气行水以利水饮之化。干姜、细辛为臣,温肺化饮,兼助麻、桂解表祛邪。然而素有痰饮,脾肺本虚,若纯用辛温发散,恐耗伤肺气,故佐以五味子、玄参、麦冬敛肺养阴止咳,芍药和营养血,四药与辛散之品相配,一散一收,既可增强止咳平喘之功,又可制约诸药辛散温燥太过之弊。半夏燥湿化痰,和胃降逆,亦为佐药。炙甘草兼为佐使之药,既可益气和中,又能调和辛散酸收之品。

案 8

陈某,男,60 岁,退休职工。

曾于 2015 年 10 月在外院经胸部 CT,支气管镜检查诊断为右肺腺癌,行手术,化疗 6 周,病情稳定。2016 年 11 月病情进展,检查胸部 CT 出现右侧大量胸腔积液,予抽取胸腔积液治疗。12 月就诊,主诉反复咳嗽,咳血痰,气促 1 年余,伴乏力,面色㿠白,食欲缺乏,二便调。发病以来体重减轻 10 kg。舌质淡紫,苔薄黄腻,边有齿痕,脉细数。

中医诊断:咳嗽(脾虚痰湿,痰阻肺络)。

西医诊断:右肺腺癌。

治则:燥湿化痰,益气活血,通络散结。

处方:二陈汤合参苓白术散化裁。党参 16 克,清半夏 10 克,橘红 10 克,茯苓 20 克,白术 16 克,炙甘草 6 克,浙贝母 16 克,桔梗 10 克,葶苈子 10 克,大枣 10 克,薏苡仁 30 克,桂枝 10 克,半枝莲 16 克,山慈菇 20 克,仙鹤草 30 克。7 剂,水煎服,每日 1 剂,分早、晚两次餐后温服。

外用处方:生薏仁 30 克,猪苓 20 克,泽泻 20 克,车前子 30 克,桂枝 20 克,葶苈子 20 克,蛇床子 20 克。诸药浓煎至 50 mL,外敷右侧胸壁,每日一换。

复诊:患者服药 3 周后来诊,咳嗽、咳痰、气促明显减轻,无血痰,进食增加,服药期间未再抽胸腔积液,复查胸部 CT 胸腔积液未增多,肿物大小同前,故效不更方。

按语:患者发病多为秽毒之气滞于体内,损伤脏腑,正气虚弱,脏腑功能失调,致气血津液运行不利,痰浊瘀毒聚结,发生癌瘤,邪流胸胁,阻滞三焦,水饮积结发为胸腔积液,肺失宣降,脾失运化,肾失温煦,则见咳嗽、气短、乏力、食欲缺乏,手术、化疗后更是损伤正气,耗液伤阴。本方温运脾阳,行气利水，燥湿化痰，温补治本，同时辅以治标，因体表与五脏六腑相贯通，故内外同治调节机体，抗癌祛邪。

八、喘证验案

李某，男，67岁。

反复咳嗽、咳痰5年，加重伴气喘3月。现症见咳嗽，偶咳少量白色黏痰，气喘，动则加重，咳喘无力，语声低，口、指端青紫，失眠。舌质瘀暗少苔，脉弱。既往有慢支、肺气肿病史。

中医诊断：喘证（肺肾气虚）。

西医诊断：慢性支气管炎、肺气肿。

治则：补肺纳肾，降气平喘。

处方：补肺汤加减。黄芪30克，党参20克，炙紫菀20克，熟地20克，制南五味子13克，炙桑白皮20克，芦根30克，炒僵蚕10克，蝉蜕10克，桔梗10克，法半夏13克，炒枳壳20克，制水蛭10克，红景天30克，煅磁石20克，炙补骨脂30克，炒芥子20克，紫河车粉6克（冲服），黄连6克，肉桂10克。7剂，水煎服，每日1剂，分早、晚两次餐后温服。

按语：本方以熟地黄、党参、黄芪扶助正气，"肺虚而用参、芪者，脾为肺母，气为水母也，虚则补其母；用熟地者，肾为肺子，子虚必盗母气以养，故用肾药先滋其水，且熟地亦化痰之妙品也"。《医方集解》以五味子酸温敛肺、桑白皮甘寒泻肺、紫菀辛能润肺，补虚、宣敛并用，祛痰而不伤正。本方主治肺虚咳嗽，如为实热咳嗽则不宜应用。

九、肺胀验案

案1

赵某，男，84岁。2013年11月21日初诊。

患者因"活动后喘促10余年，加重3日"入院。既往慢性阻塞性肺疾病病史10余年，平素受寒、劳累后常发气喘。近3日来，因天气变化，又发咳喘气促，自觉吸气困难，不能平卧，咳大量白色泡沫样痰，夜不能寐。查体：血压128/80 mmHg,呼吸26次/分,心率82次/分,律齐、未及杂音,桶状胸,双下肺可及少量湿啰音,双下肢水肿。肺功能显示:肺通气功能减退。血气分析:pH 7.34,PaO_2 53 mmHg,$PaCO_2$ 72 mmHg,SaO_2 86%。入院症见:短气息促,动则尤甚,难以平卧,痰多易咳,泡沫状,纳欠佳,腹胀,大便3日一行,干涩难解,小便频数,寐欠佳。舌淡胖,苔白腻,脉弦滑。

中医诊断:肺胀(痰浊阻肺)。

西医诊断:慢性阻塞性肺疾病急性加重期。

治则:宽胸理肺,通络化痰。

处方:宽胸理肺汤加减。瓜蒌皮18克,瓜蒌仁12克,法半夏12克,薤白12克,炙麻黄12克,杏仁18克,桃仁12克,枳实15克,广地龙9克,茯苓15克,陈皮9克,甘草6克。5剂,水煎服,每日1剂,分早、晚两次餐后温服。

针灸:膻中、肺俞、天突、足三里、丰隆,针刺。

5日后二诊:气喘明显好转,夜寐已安,然自觉腹胀,大便4日未解,喘促不显,痰少,便干,舌淡胖,苔淡腻,脉弦滑。证属痰浊阻肺。拟泄浊化痰,行气通腑。

处方:瓜蒌皮18克,瓜蒌仁12克,法半夏12克,薤白12克,炙麻黄12克,杏仁12克,桃仁9克,枳壳15克,广地龙9克,茯苓15克,陈皮9克,甘草6克,黄芩15克,厚朴6克,大黄15克。7剂,水煎服,每日1剂,分早、晚两次餐后温服。

按语:喘病分外感、内伤。外感多由六淫等外邪侵袭所致,《伤寒论》:"喘家作,桂枝汤加厚朴、杏子佳。""太阳病,下之微喘者,表未解故也,桂枝加杏子厚朴汤主之。"属太阳中风表虚兼喘;"太阳病,头痛发热,身疼腰痛,骨节疼痛,恶风无汗而喘者,麻黄汤主之。"属太阳伤寒表实兼喘。内伤多由饮食不节、情志失调、久病劳逸导致肺气上逆,宣降失常;或气无所主,肾失摄纳而成。病变主要在肺和肾,并与肝、脾、心有关。实喘主要发生在肺,由邪气盛,导致气失宣降;虚喘责之于肾,为精气亏虚,肺肾出纳无序。辨证施治遵循虚实为纲,实喘理应治肺,当祛邪宣肺;虚喘正气亏虚,虚则治肾,应补肾纳气,同时辨别所病之脏,给予补肺纳肾或健脾养心;喘脱重症应实施急救,给予扶阳固脱,镇摄肾气。

该例患者久病肺虚,外邪侵袭,气不布津,化生痰浊。宽胸理肺汤健运中焦,使痰浊无以生;宣畅肺气,使痰浊以祛,方证合拍。另配合针灸疗法,膻中为气会,针刺膻中、肺俞宣肃肺气,理气降逆;天突乃阴维、任脉之会,针刺可调气平喘;加足三里、丰隆以健脾益气,祛化痰浊。针药结合,故获疗效。

案 2

王某,女,68 岁。2015 年 11 月 13 日初诊。

因"反复咳喘 6 年余,加重 1 周"入院。患者于 6 年前出现反复咳喘,气急,痰多色白,易咳出,时有胸闷。6 年来病情反复,未行持续治疗。1 周前,患者因受寒再次出现咳喘加重,尚能平卧,双下肢水肿,伴有胸闷,于当地医院急诊科用青霉素、阿莫西林克拉维酸钾等治疗后,症状未见明显好转,入院就诊。急诊查血常规:WBC 4.08×10^6/L,N 71.6%,Hb 116 g/L,PLT 133×10^9/L,RP 3.45 mg/L。电解质:血清钾 3.1 mmol/L,血清钠 137.2 mmol/L,血清钙 2.32 mmol/L,血清氯化物 97.7 mmol/L。B 型钠尿肽 117.0 pg/mL。胸部 X 线片:两肺纹理增多。

入院症见咳嗽咳痰,痰白量多,易咳出,气急喘促,双下肢水肿,胃纳可,二便尚调,夜寐差,舌淡、苔白腻,脉弦滑。

中医诊断:肺胀(痰浊阻肺)。

西医诊断:慢性阻塞性肺疾病急性加重期。

治 则:祛痰降逆,宣肺平喘。

处 方:宽胸理肺汤加减。全瓜蒌 30 克,法半夏 15 克,薤白 30 克,陈皮 12 克,茯苓 30 克,炙麻黄 12 克,杏仁 12 克,桃仁 9 克,地龙 9 克,生甘草 6 克,紫苏子 15 克,白芥子 12 克,莱菔子 30 克,紫菀 24 克,旋覆花 20 克。7 剂,水煎服,每日 1 剂,分早、晚两次餐后温服。

2015 年 11 月 20 日二诊:咳嗽、咳痰好转,仍有气急,胃食欲缺乏,夜寐差,二便调,舌淡,苔腻,脉弦滑。证属痰浊阻肺证。治宜祛痰降逆,宣肺平喘。

处 方:全瓜蒌 30 克,法半夏 15 克,薤白 12 克,陈皮 12 克,茯苓 30 克,炙麻黄 9 克,杏仁 12 克,桃仁 9 克,地龙 9 克,生甘草 6 克,紫苏子 10 克,白芥子 12 克,莱菔子 10 克,紫菀 10 克,旋覆花 20 克,代赭石 20 克,苍术 12 克,厚朴 10 克,酸枣仁 30 克。7 剂,水煎服,每日 1 剂,分早、晚两次餐后温服。

2015年12月3日三诊：咳嗽、咳痰缓解，痰色白清稀，气急减轻，眠纳可，舌淡、苔薄，脉弦。证属痰浊阻肺。治宜祛痰降逆，宣肺平喘。

处方：全瓜蒌30克，法半夏15克，薤白30克，陈皮12克，茯苓30克，炙麻黄9克，杏仁12克，桃仁9克，地龙9克，生甘草6克，紫苏子10克，白芥子12克，莱菔子30克，紫菀10克，旋覆花20克，金沸草15克，代赭石20克，苍术12克，厚朴10克，酸枣仁30克，党参12克，白术15克，干姜10克，细辛6克。14剂，水煎服，每日1剂，分早、晚两次餐后温服。

按语：《灵枢·胀论》云："肺胀者，虚满而喘咳。"《金匮要略·痰饮咳嗽病脉证并治》云："膈间支饮，其人喘满，心下痞坚，面色黧黑。"邓尔禄先生认为本病由痰浊、水饮、瘀血等病理因素错杂为标，以心、肺、脾、肾虚损为本，急性发作时多以痰多喘促、气急等为主。根据"急则治其标"的原则，治疗上采取理肺、化痰、祛瘀，化裁古方瓜蒌薤白半夏汤合二陈汤、三拗汤拟定宽胸理肺汤（全瓜蒌30克，半夏15克，薤白12克，陈皮12克，茯苓30克，炙麻黄9克，杏仁12克，桃仁9克，地龙9克，甘草6克）。方中全瓜清热涤痰、宽胸散结、润燥滑肠，合半夏、薤白共奏利气开郁、导痰浊之功。陈皮辛苦温，功善燥湿化痰，理气宽胸，合茯苓、半夏，增强化痰之功。茯苓加强健脾之效，从而杜绝生痰之源。麻黄、杏仁相配，一升一降，以复肺司肃降之道。患者因后期痰白、质清稀，予细辛、干姜以温化寒饮。桃仁、地龙功在化瘀平喘；苏子、白芥子、莱菔子化痰下气；紫菀、旋覆花、代赭石肃肺化痰降逆。患者舌苔厚腻，予以苍术、厚朴燥湿理气，以助化痰定喘。邓尔禄先生考虑患者高龄，加党参、白术，健脾益气。诸药合用，功奏祛瘀化痰、宽胸理肺之效。临床应用证实，对于慢性阻塞性肺疾病急性加重期患者，在常规治疗的基础上服用宽胸理肺汤，能够明显改善患者的临床症状，同时能提高患者血氧浓度，纠正其缺氧状态，促进部分肺功能的恢复。

十、肺积验案

严某，男，76岁。因"肺癌术后半年，气喘，咳嗽1月"于2017年7月20日就诊。

患者于2016年12月9日在某医院行右肺上叶占位根治术，术后病理示右上肺鳞癌,局部伴有腺癌样结构。术后行 PT 化疗两个周期,后因外周血 WBC 降低而停。2017 年 6 月 3 日胸部 CT 示纵隔淋巴结增大,考虑转移可能。2017 年 7 月 20 日来诊,气急,动则益甚,咳嗽,纳欠佳,夜难寐,右背部手术部位拘急感;舌质偏暗而胖,有齿痕,苔白,脉滑数而弱。

中医诊断:肺积(肺肾两虚,瘀毒未尽,清肃失司)。

西医诊断:肺癌。

治则:补肺益肾,化瘀解毒。

处方:生黄芪 30 克,沙参 20 克,百合 20 克,杏仁 10 克,海浮石 15 克,五味子 15 克,桑白皮 10 克,连翘 20 克,山慈姑 15 克,夏枯草 12 克,海藻 12 克,生牡蛎 30 克,干蟾皮 2 克,肉苁蓉 15 克,菟丝子 15 克,鸡内金 20 克,合欢花 15 克,当归 15 克,陈皮 10 克,车前子 20 克,桂枝 10 克,白芍 10 克,大枣 10 克,甘草 10 克。10 剂,水煎服,每日 1 剂,分早、晚两次餐后温服。

2017 年 8 月 5 日二诊:气急明显缓解,咳嗽少痰,胃纳欠佳,夜寐欠安,右背部手术处拘急,舌质淡胖偏暗、有齿痕,苔薄腻,脉滑。血常规:WBC $4.1×10^9$/L。治疗有效,宗原法出入。

黄芪 30 克,党参 15 克,炒白术 15 克,茯苓 15 克,陈皮 10 克,法半夏 10 克,杏仁 10 克,连翘 20 克,贝母 30 克,百部 12 克,山慈姑 15 克,夏枯草 10 克,木蝴蝶 6 克,海藻 10 克,牡蛎 30 克,干蟾皮 2 克,肉苁蓉 20 克,菟丝子 15 克,鸡内金 20 克,当归 15 克,甘草 10 克。10 剂,水煎服,每日 1 剂,分早、晚两次餐后温服。

2017 年 8 月 19 日三诊:动甚则稍有气短,咳嗽,少痰,纳增;舌质淡暗、有齿印,苔薄腻,脉滑。治疗有效,宗原法出入。

生黄芪 30 克,党参 15 克,炒白术 15 克,茯苓 15 克,陈皮 10 克,法半夏 10.0 克,杏仁 10 克,百部 12 克,黄芩 10 克,山慈姑 15 克,夏枯草 10 克,海藻 10 克,木蝴蝶 6 克,牡蛎 30 克,肉苁蓉 15 克,菟丝子 15 克,鸡内金 20 克,干蟾皮 2 克。10 剂,水煎服,每日 1 剂,分早、晚两次餐后温服。

2018 年 7 月 23 日随访:患者病情稳定,能维持日常生活。

按语:肺应秋而为兑金之脏,喜濡润而恶燥,故其阴津易伤,久咳者每多肺阴虚。癌症之久咳者以肺阴虚多见,然善补阴者,必于阳中求阴,则阴得阳升而泉源不竭。故对癌症之久咳者,在养阴清肺基础上,配伍温阳之药,取阴阳互根互生之理。凡动则气急而喘甚者,必溯源于肾,以肺为气之主,肾为气之根。《素问·逆调论》云:"肾,主卧与喘也。"常用温肾纳气之法。《素问·藏气法时论》云:"肾苦燥。"故常用温阳药肉苁蓉、淫羊藿。

十一、悬饮验案

曹某,女,73岁。因"右上肺癌术后18个月,气急2日"于2017年3月2日就诊。

患者于2015年9月30日因右上肺支气管腺癌(周围型),在某医院行手术治疗,术后化疗(GP方案)4次。2017年3月2日因气急住院,3月3日胸片及CT发现左侧胸腔积液(中等量),B超示左侧胸腔积液,最深处68 cm×82 cm。诊见咳嗽痰多,气促,胸闷隐痛,纳食可,舌质淡胖,苔少,脉细滑迟弱。

中医诊断:悬饮(脾胃两虚,痰毒内聚,清肃失司)。

西医诊断:左侧胸腔积液。

治则:养肾健脾,肃肺化痰。

处方:黄芪30克,白术15克,茯苓30克,陈皮10克,太子参30克,葶苈子15克,苦杏仁10克,紫菀12克,连翘20克,石见穿30克,干蟾皮2克,泽泻10克,丹参30克,淫羊藿15克,肉苁蓉20克,鸡内金20克,车前子30克,红枣7枚10剂,水煎服,每日1剂,分早、晚两次餐后温服。

嘱患者加强营养。同时行胸腔穿刺引流术。

2017年6月5日二诊:口水多,咳嗽有痰,喘减,胸闷稍减,寐尚安,纳增,舌质淡胖,苔少,脉细滑迟弱。治疗有效,宗原法出入,原方去降香,加紫石英30克。

2017年6月26日三诊:咳嗽减,少痰,呼吸较平稳,胸闷偶作,纳差,舌质淡胖,苔薄白,脉细滑迟弱。治疗有效,宗原法出入。

生黄芪30克,白术15克,茯苓15克,陈皮10克,葶苈子15克,杏仁10克,紫菀15克,款冬花15克,重楼15克,丹参15克,菟丝子15克,淫羊藿15克,地龙30克,焦山楂10克,鸡内金15克,干蟾皮2克,半枝莲10克。7剂,水煎服,每日1剂,分早、晚两次餐后温服。

2017年11月随访：病情稳定，查CT示左侧胸腔少量积液，B超示左侧胸腔积液，最深处32 mm×42 mm。

按语：癌症胸腔积液多由肺癌、乳腺癌等转移胸膜所引起，属中医的"悬饮"范畴，又以其病位、病症与普通外邪入侵，阻于三焦所致饮停胸胁之悬饮不同，故有人称之为癌性悬饮，多为痰饮瘀血、毒浊胶结，故对"癌性悬饮"治饮治水，不化瘀解毒则难中有繁，因而常用清热解毒消肿半枝莲、石见穿；又因气血津液得温则行，得寒则凝，则常配淫羊藿、肉苁蓉等温补肾阳药；脾为"生痰之源"要以健脾利湿入手，常用肃肺化痰之法，多用杏仁、葶苈子等药，堪当肃肺清肺之任。

十二、郁病验案

案1

罗某，女性，15岁，汉族。2017年10月11日初诊。

考试前紧张、害怕1月余。患者进入初三后自觉每逢考试即出现紧张、害怕、焦虑情绪，学习压力大，学习成绩中上，上课时注意力欠集中，思睡，哈欠多，夜眠约6小时，多梦，月经正常。舌淡红，苔薄白，脉弦数。既往体健，否认药物及食物过敏史。行甲功及甲状腺彩超未见明显异常，神经系统检查无异常。

中医诊断：郁病（肝郁气滞，心神不宁）。

西医诊断：焦虑状态。

治则：疏肝解郁，宁心安神。

处方：解郁合欢汤加减。牡丹皮10克，栀子10克，合欢花16克，炒白芍10克，当归10克，朱茯苓10克，琥珀粉3克，石菖蒲20克，炙远志10克，丹参20克，柏子仁10克，龙骨30克，牡蛎30克，珍珠母30克，酸枣仁30克，夜交藤30克，浮小麦30克，大枣10克，淡豆豉3克，莲子心3克，黄连6克，肉桂3克，百合20克，炙甘草6克。7剂，水煎服，每日1剂，分早、晚两次餐后温服。

嘱注意休息，忌食肥腻辛辣之品，畅情志。

2017年10月18日二诊：服药后感注意力不集中、思睡、哈欠多、多梦较前明显改善，逢考试紧张、害怕、担心症状缓解。前方加胆南星10克、竹茹6

克,7剂,水煎服,每日1剂,分早、晚两次餐后温服。诸症改善,遂患者守方继进7剂,诸症消失。

按语:患者由于精神紧张,情志不畅,使肝失调达,气机不畅,以致肝气郁结,气郁日久,影响及血,使血液运行不畅,心主血,肝血不足,心失所养,日久现注意力不集中、思睡、哈欠多、多梦等心神不宁症状。患者舌淡红、苔薄白、脉弦数,均为肝郁气滞、心神不宁之象。

郁证的发生与肝关系密切,肝主谋虑、藏血,其性主疏泄,喜调达舒畅,在"五志"为怒,东方属肝木,主万物之生发,主风。如优柔寡断责之肝血虚;大怒吐血,责之气火上逆,肝不藏血,遇事易怒被称为肝火旺;头晕目眩,头重脚轻被称为"肝风"等,但更主要的是肝主决断,与思维决策有关,而且常受情志因素左右,因此郁病的病因在很大程度上取决于情志,即精神因素。该病例中患者精神压力过大,导致肝郁,肝郁日久化火,母病及子,出现心神不宁,方中诸多药物配伍,具有气血兼顾、补肝益气、清火消郁、养血安神的功能,故药后诸症消失。

案2

王某,女,51岁。

乳房胀痛,痛引胸背,胸闷,后背凉,大便偏稀,心烦易怒,脉弦。

中医诊断:郁病(肝郁气滞)。

西医诊断:情感障碍。

治则:疏肝理气,活血止痛。

处方:柴胡疏肝散合桂枝甘草龙骨牡蛎汤加减。炙鳖甲16克,牡蛎30克,黄芩10克,柴胡20克,桂枝10克,干姜6克,炒苍术16克,炒桃仁10克,茯苓30克,川芎10克,赤芍10克,陈皮10克,炙川楝子10克,炙延胡索10克,附片(先煎)16克,龙骨(先煎)20克,石菖蒲10克,郁金10克。7剂,水煎服,每日1剂,分早、晚两次餐后温服。

按语:肝主疏泄,性喜条达。患者情志不遂,木失条达,则致肝郁气结,经气不利,故见胸闷;肝失疏泄,气机瘀滞,则见乳房胀痛、情志抑郁易怒、脉弦。《内经》云"木郁达之",故治宜疏肝理气之法。柴胡疏肝散以疏肝理气为主,疏肝之中兼以养肝,理气之中兼以调血和胃。《伤寒论》第一百四十七条云:"伤寒五六日,已发汗而复下之,胸胁满微结,小便不利,渴而不呕,但头汗出,往来寒热,心烦者,此为未解也,柴胡桂枝干姜汤主之。"患者寒重热轻、心烦、左手脉弦,加柴胡桂枝干姜汤。方中柴胡疏肝解郁,行气解表;黄芩清解少阳邪热,与柴胡配伍以除少阳半表半里未尽之邪;桂枝、干姜温通化饮,温阳生津;鳖甲、牡蛎养阴生津散结;甘草和中,调和诸药。柴胡疏肝散为疏肝解郁常用方。临床应用以胁肋胀痛、脉弦为辨证要点。

案3

加某,女,57岁,离异,无职业。因"反复失眠,心烦急躁7年,再发2月"于2018年2月8日收住院。

患者于7年前因情志不畅后逐渐出现失眠,夜眠约3小时,以易醒和入睡困难为主,伴心烦急躁,坐立不安,情绪低落,心悸,时有潮热汗出,就诊当地诊所,予口服"藏药"等治疗(具体不详)4个月后症状改善不明显,遂至青海省藏医院就诊,经住院治疗20余日后症状逐渐改善出院(具体诊疗不详)。出院后继续口服"藏药"3年,其间病情平稳,2个月前因精神紧张后上症再发,伴颈后及肩部疼痛、烧灼感,时有胃脘部疼痛,症状持续未缓解,遂至我院就诊,门诊以"抑郁状态"收住院。患者自发病来,注意力不集中,记忆力减退,晨起后疲乏无力,纳食欠佳,二便正常。舌红少津,苔薄白,脉虚弦。简易焦虑抑郁量表示:焦虑14分,抑郁18分。

中医诊断:郁病(肝肾阴虚,肝气郁滞)。

西医诊断:抑郁状态。

治则:滋补肝肾,疏肝理气。

处方:一贯煎合甘麦大枣汤加味。生地黄30克,枸杞子10克,北沙参10克,川楝子6克,麦冬10克,石菖蒲20克,远志10克,酸枣仁30克,夜交藤30克,朱茯苓10克,琥珀粉3克(冲),浮小麦30克,大枣6克,炙甘草6克,五味子10克,青蒿10克,地骨皮10克。水煎服,每日1剂,分早、晚两次餐后温服。

按语:肝藏血,主疏泄,体阴用阳,喜条达恶抑郁。肝肾阴血亏虚,肝体失养,则疏泄失常,肝木横逆犯胃,则胃脘部疼痛,纳食欠佳,疲乏无力;肝气郁滞,则情绪低落;肝郁日久,气滞血瘀则颈后及肩部疼痛;久病伤阴,阴液不能上承,脑失濡养,则注意力不集中,记忆力减退;肝气郁久则化火,出现心烦急躁,坐立不安;阴血亏虚,血脉不充,故脉虚弦。方中重用生地黄滋阴养血、补益肝肾;枸杞养血滋阴柔肝;北沙参、麦冬养阴生津;佐以少量川楝子,疏肝泄热、理气止痛;青蒿、地骨皮清退虚热。合用甘麦大枣汤养心安神,补脾和中。诸药合用,使肝体得养,肝气得舒,则诸症可解。

案 4

王某,女,49岁,律师。主因"反复头晕伴心烦急躁3年,加重半年"于2017年12月27日收住院。

患者自觉作息不规律,于2015年逐渐出现头晕,头部昏沉感,时有心烦急躁,坐立不安,伴前额发热(体温正常)、胀痛,注意力不集中,记忆力减退,潮热汗出,发作时自行口服阿司匹林片2片后自觉症状有所改善,未予系统诊疗。半年前无明显诱因,上症再发加重,时觉力不从心,周身疲乏无力,门诊予谷维素片、骨化三醇等药物口服治疗约3个月,症状未见明显改善;在青海省人民医院就诊,行相关检查后考虑"围绝经期综合征",予口服黛力新、雌二醇类药物及补钙针剂治疗(具体不详)后自觉头晕、心烦急躁较前略改善,但逐渐出现失眠,每日睡眠约4小时,遂至我院就诊,门诊以"睡眠障碍"收住院。患者自发病来,无视物旋转,无恶心呕吐,无偏侧肢体麻木、无力,无幻视幻听,纳差,大便干燥难解、2～5日一行,小便正常。舌淡红,苔白腻,脉弦细。简易焦虑抑郁量表示:焦虑0,抑郁2。

中医诊断:郁病(肝气郁滞,痰湿中阻)。

西医诊断:围绝经期综合征。

治则:疏肝解郁,健脾化痰。

处方:解郁合欢汤加减。牡丹皮10克,栀子10克,合欢花10克,炒白芍10克,当归10克,朱茯苓10克,酸枣仁20克,琥珀粉3克(冲服),夜交藤30克,石菖蒲20克,炙远志12克,生龙牡各30克,珍珠母30克,浮小麦30克,炙甘草6克,红枣6克,法半夏10克,炒白术10克,天麻10克。水煎服,每日1剂,分早、晚两次餐后温服。

按语:肝为血海,主藏血。《类证治裁·郁证》曰:七情内起之郁,始而伤气,继必及血,终乃成劳。此患者长期情志不舒,化火伤阴耗血,肝血亏虚,疏泄失常,夜卧时血难归于肝,肝魂无所藏,而见失眠多梦;肝气郁结则见心烦急躁,郁郁不舒。方中酸枣仁养肝血,安心神;朱茯苓、炙甘草健脾益气,培土养肝;白芍养血柔肝;石菖蒲、远志化痰开窍,养心安神。通过疏肝理气,调畅气机,和血养肝之法,使阳得入阴,阴阳和合,心神得养,睡眠自安。

案 5

杨某,男,43 岁,主因"失眠、心烦急躁间作 8 月,加重 1 月"于 2018 年 8 月 14 日收住院。

患者自诉于 2018 年 1 月因头面部皮疹反复发作治疗无效后逐渐出现心烦急躁,坐立不安,喜静,潮热汗出,夜眠欠佳,以入睡困难和易醒为主,甚至彻夜不眠,未予系统诊疗。1 月前症状逐渐加重时有口干口苦,情绪低落,委屈欲哭,反应过激,遂至我院门诊就诊,诊断"焦虑状态",予口服"黛力新片,早餐后 2 片;阿普唑仑片 0.4 mg 睡前"治疗 3 日后出现皮疹加重,遂至青海省第三人民医院就诊,予口服"舍曲林片,2 片早餐后;阿普唑仑片 0.4 mg,临睡前"治疗 8 日症状仍未见明显改善,遂再次至我院门诊就诊,门诊以"焦虑状态"收住院。患者自发病以来,注意力不集中,记忆力减退,无幻视幻听,无明显心悸、胸闷、气短,纳食可,二便调。舌红,苔薄黄,脉弦细。

中医诊断: 郁病(肝郁化火)。

西医诊断: 焦虑状态。

治则: 疏肝解郁,清透郁火。

处方: 解郁合欢汤加减。炒白芍 10 克,当归 10 克,茯苓 10 克,酸枣仁 30 克,首乌藤 30 克,石菖蒲 20 克,川芎 6 克,琥珀粉 3 克(冲服),合欢花 10 克,炙远志 10 克,粉葛 20 克,丹参 20 克,柏子仁 10 克,龙骨 30 克,牡蛎 30 克,珍珠母 30 克,黄连 6 克,肉桂 3 克,莲子心 3 克,淡豆豉 3 克。水煎服,每日 1 剂,分早、晚两次餐后温服。

按语: 此患者长期情志不舒,化火伤阴耗血,肝血亏虚,疏泄失常,夜卧时血难归于肝,肝魂无所藏,而见失眠多梦。肝气郁结则见心烦急躁,郁郁不舒。方中酸枣仁养肝血,安心神;茯苓、甘草健脾益气,培土养肝;当归、白芍养血柔肝;黄连、郁金疏肝解郁清热;远志养心安神。通过疏肝理气、清透郁火、和血养肝之法,使阳得入阴,阴阳和合,心神得养,睡眠自安。

十三、梅核气验案

案1

卢某,女,41岁。

咳嗽、咳痰10日。现症见咳嗽、咳痰,咳白黏痰,量少不易咳出,咽有异物感,吐之不出,咽之不下,口干,眼干涩痛,夜眠差,食欲差,舌白滑,脉弦滑。

中医诊断:梅核气(七情郁结,痰气互结)。

西医诊断:支气管炎。

治则:行气散结,降逆化痰。

处方:半夏厚朴汤加减。制厚朴10克,法半夏13克,紫苏梗10克,生姜10克,炒枳壳20克,茯苓20克,浙贝母20克,桔梗10克,芦根30克,白术20克,枸杞子20克,制南五味子10克。7剂,水煎服,每日1剂,分早、晚两次餐后温服。

按语:梅核气多由七情郁结,痰气交阻所致。肝喜条达而恶抑郁,胃主运化转输水津,肺司通调水道之职。若情志不遂,肝气郁结,肺胃宣降失常,津液输布失常,聚而成痰,痰气相搏阻于咽喉,则咽中如有"炙脔",吐之不出,咽之不下;肺胃失于宣降,胸中气机不畅,则见胸胁满闷,或咳或呕;苔白润或白滑,脉弦缓或弦滑,均为气滞痰凝之证。梅核气临床表现多种多样,其主症为咽中如有异物阻不适,咯之不出,吞之不下,但于饮食吞咽无碍。

《金匮要略·杂病脉诊并治第二十二》云:"妇人咽中如有炙脔,半夏厚朴汤主之。"半夏厚朴汤为治疗痰气互结之梅核气的代表方,辛苦行降,痰气并治,行中有宣,降中有散。以咽中如有物阻,苔白腻,脉弦滑为辨证要点。本方加浙贝母、桔梗、五味子化痰止咳;白术健脾燥湿;枳壳理气宽中、行痰;芦根生津止渴;枸杞子滋肾养肝、益精明目。本病患者常患精神抑郁,并伴有胸闷、善嗳气等肝郁气滞之证,可合逍遥散加减,或加入香附、陈皮、郁金等理气之品,也可加化痰药,如瓜蒌仁、杏仁、海浮石等以提高疗效。

案2

李某,女,67岁。

咽干,咽痛,咽部有异物感,咳之不出,舌暗,苔白腻,脉弦滑。

中医诊断：梅核气(痰气郁结)。

西医诊断：咽异感症。

治则：行气散结,降逆化痰。

处方：党参 20 克,炒苍术 20 克,法半夏 16 克,茯苓 30 克,紫苏梗 10 克,制厚朴 10 克,麦冬 20 克,山药 20 克,桂枝 10 克,陈皮 16 克,炒苦杏仁 10 克,干姜 10 克,黄芩 10 克,黄连 6 克,大枣 10 克,炙甘草 10 克。7 剂,水煎服,每日 1 剂,分早、晚两次餐后温服。

按语：本方采用半夏白术厚朴汤为主,此方为治疗痰气郁结之梅核气的代表方。以咽中如有物阻,苔白腻,脉弦滑为辨证要点。配伍特点为辛开苦降,痰气并治,行中有宣,降中有散。方中半夏祛痰散结降气,既能燥湿化痰,又能行气散结,对于由于痰饮滞留影响了气道而形成的吞咽不利,形成吞不下、吐不出的梅核气,最为适合。半夏与厚朴合用,利于疏散胸膈间气滞;党参、茯苓、大枣、甘草健脾补气化湿,既能使被阻的津液上潮于咽喉,又可助半夏、厚朴降气除痰涎;陈皮、苏梗行气疏肝;加入干姜温化水饮以除湿,全方以期达行气散结,化痰降逆之效。

十四、脏躁验案

李某,女,49 岁。2017 年 7 月 2 日因"停经 3 年,潮热汗出,心悸 2 年"就诊。

患者自然停经 3 年,初期偶感烘热汗出,腰酸背痛,疲乏,入睡困难,曾口服谷维素等,症状反复,2 年前病情加剧,潮热频发,伴心烦心悸,胸闷气短,畏寒,健忘,于其他医院查心电图无明显异常,性激素检查提示绝经期改变,舌质暗红,苔薄白,脉沉细。

中医诊断：脏躁(肾阳不足,心气亏虚)。

西医诊断：围绝经期综合征。

治则：益肾填精,养心安神。

方药：珍珠母 30 克,山萸肉 13 克,茯神 20 克,枸杞子 16 克,淫羊藿 16 克,山药 16 克,浮小麦 30 克,黄芪 30 克,防风 16 克,羌活 10 克,肉桂 6 克,黄连3克,石决明13克,煅龙骨30克,桑叶13克,炒扁豆16克。15剂,水煎服,每日1剂,分早、晚两次餐后温服。

连服15日,将服用后的药渣加水煮后泡脚,每日一次,同时进行足部按摩;同时嘱其加强营养,多食牛肉、乳制品、豆腐、藜麦粥、燕麦片等,适当添加矿物质及多种维生素膳食补充剂,合理进行锻炼,控制体重,放松心情,配合耳穴压豆,一周2次,选用内分泌、神门、交感、子宫、心、肝、脾、肾等穴交替贴压。

2017年7月28日复诊:潮热汗出明显缓解,睡眠较前改善,感心悸气短,周身乏力,舌质暗,苔薄白,脉沉细。辨证同前,原方去桑叶、石决明,加全瓜蒌16克以宽胸理气,15剂。

其后患者每半月复诊一次,一周耳穴压豆2次,并坚持守方中药口服配合药渣沐足,症状基本消失。

按语:中医认为女子七七经断之年,肾气衰,天癸竭,冲任二脉亏虚,精血不足;肝失濡养,肝气郁结,肝木克土,脾失健运,水谷精微化生乏源,从而导致阴阳气血失调,诸证频发。肾为先天之本,元阴元阳之宅,具有生髓通脑之效,故肾气虚为本病发生主要原因;肾阳亏虚,温煦失常,元神之府失常,神乱不易守舍,则心神不安,阴阳失调,诸证产生。方中山萸肉、淫羊藿、山药、肉桂温补肾阳;黄芪大补元气,配合茯神、浮小麦敛汗以补心气安神养心;防风、羌活祛风止痛。全方共奏温阳补肾,益气养心安神之效。

十五、胁痛验案

钱某,男,67岁。因"反复右胁隐痛3年,复发加重1周"于2009年11月10日前来就诊。

患者反复右胁隐痛3年,呈间歇性,痛有定处。发作时,右胁胀痛隐隐,有时痛连肩背,右侧为甚,或痛引胸胁伴恶心下呕,恶寒,发热,口渴,心悸,小便黄,大便干结,纳食不佳,夜寐欠安。腹部B超显示:胆内充满结石,胆囊收缩功能差。患者多次住院,因惧怕手术而自行以抗感染及对症治疗。近期胁痛发作较频,右胁疼痛隐隐,缠绵无休,时而刺痛,腰酸乏力,头晕眼花,腹胀,纳呆。刻下右胁疼痛隐隐,腰酸乏力,头晕眼花,腹胀,纳呆,舌淡红少苔,边有瘀点，脉细弦。

中医诊断：胁痛（肝肾阴虚，气滞血瘀）。

西医诊断：胆石症，胆囊炎。

治则：补益肝肾，行气活血。

处方：一贯煎合四物汤、二至丸加减。生地黄30克，熟地黄30克，北沙参45克，黄芪15克，枸杞子12克，何首乌12克，太子参12克，当归12克，白芍45克，天冬12克，麦冬12克，虎杖12克，红花3克，桃仁6克，陈皮6克，女贞子30克，墨旱莲30克。7剂，水煎服，每日1剂，分早、晚两次餐后温服。

二诊：7剂后右胁痛缓，余症如前，舌淡红少苔，边有瘀点，脉细弦。证属肝肾阴虚，气滞血瘀。治法仍以补益肝肾，行气活血为要。

生地黄15克，熟地黄15克，北沙参15克，黄芪15克，枸杞子12克，何首乌12克，太子参12克，当归12克，白芍12克，天冬12克，麦冬12克，枳实12克，红花3克，桃仁6克，陈皮6克，山茱萸12克。继服14剂。

三诊：继服14剂后右胁痛已除，精神转佳，纳可，大便已行，舌红少苔，脉细。复查B超示胆囊结石无明显减少，而胆囊收缩功能好转。证属肝肾阴亏。治以滋补肝肾，行气通络。

生地黄15克，北沙参15克，黄芪15克，杞子12克，何首乌12克，太子参12克，当归12克，白芍12克，天冬12克，麦冬12克，枳实12克，红花3克，陈皮6克，山茱萸12克，白术12克，茯苓12克，六神曲12克。继服14剂。

按语：《丹溪心法·胁痛》："胁痛，肝火盛，木气实，有死血，有痰流注。"邓尔禄先生认为，此患者右胁隐痛3年余，痛有定处，痛苦异常，为病久入络之征。腰酸乏力，头晕眼花，舌淡红少苔，为肝肾阴虚之征。当标本兼顾，见效虽不神速，但日久效益佳。临床症状改善后。方中生熟二地、沙参、麦冬可补肾阴；枸杞配合二至丸滋养肝肾阴液；重用白芍柔肝止痛，配合当归养血；加用陈皮、枳实理气解郁；合桃仁、红花共奏行气活血之效。已有研究证实中医药治疗胆石症具有促进排石、减少结石形成功效，并对胆囊收缩功能有增强和修复作用，此案可窥一斑。

十六、胃胀验案

案1

高某,男,45岁。

胃灼热,呕吐,反酸,胃胀,舌淡胖,薄白腻,脉沉细。既往有慢性萎缩性胃炎病史。

中医诊断:胃胀(肝脾不调)。

西医诊断:慢性萎缩性胃炎。

治则:泻火、疏肝和胃。

处方:左金丸(汤)加减。黄连13克,炙吴茱萸3克,当归16克,煅瓦楞子20克,海螵蛸50克,浙贝母16克,石斛16克,麦冬16克,黄芩13克,牡丹皮16克,知母13克,石膏30克,半枝莲30克,蒲公英30克,金银花30克,白花蛇舌草30克,炒鸡内金16克,砂仁10克,北沙参16克,大黄3克。7剂,水煎服,每日1剂,分早、晚两次餐后温服。

按语:左金丸(汤)出自《丹溪心法》,用于治疗肝火,别名回令丸,能清泻肝火,降逆止呕。《医方集解》曰:"此厥阴药也,肝实则作痛,心者,肝之子,实则泄其子,故用黄连泻心火为君,使火不克金,金能制木,则肝平矣。吴茱萸辛热,能如,行气解郁,有能引热下行,故以为反佐。一寒一热,寒者正治,热者从治,故能相济以立功也。"本证反酸加海螵蛸、煅瓦楞子;黄芩、大黄、丹皮、石膏清热、泻火凉血;石斛、麦冬、北沙参益胃生津、滋阴;砂仁化湿开胃、温脾、理气;当归行气活血;白花蛇舌草、半边莲、蒲公英、金银花,清热解毒、散瘀;鸡内金、麦芽健脾消食。

案2

孙某,男,61岁。

胃脘部胀满不适,胃灼热,嘈杂,呃逆,大便偏稀,咳嗽,痰多,口苦,食纳可,苔厚腻微黄,脉沉细。既往有慢性萎缩性胃炎病史。

中医诊断:胃胀(脾胃虚弱,痰阻气滞)。

西医诊断:慢性萎缩性胃炎。

治则：健脾和胃，理气化痰。

处方：香砂六君子汤加减。茯苓 20 克，炙甘草 10 克，黄连 10 克，党参 20 克，白术 20 克，炙吴茱萸 3 克，陈皮 10 克，法半夏 16 克，砂仁 10 克，木香 10 克，香橼 13 克，乌药 10 克，炙延胡索 20 克，柴胡 10 克，炒枳实 10 克，白芍 16 克，炒川楝子 16 克，郁金 16 克，炒鸡内金 16 克，炒麦芽 16 克，炒山楂 16 克，炒六神曲 16 克，茵陈 16 克，佩兰 16 克。7 剂，水煎服，每日 1 剂，分早、晚两次餐后温服。

按语：香砂六君子汤主治脾胃气虚，痰阻气滞证，健中有消、行中有补，由六君子汤加砂仁、木香组成。方中人参、白术、茯苓、甘草益气健脾；半夏、陈皮、砂仁、木香理气化痰；加柴胡、黄连、吴茱萸泻火、疏肝、和胃；乌药、郁金、延胡索、川楝子行气活血，止痛；茵陈清利湿热；佩兰芳香化湿，醒脾开胃，两药合用以化湿；炒麦芽、炒鸡内金、炒山楂、炒六神曲健脾消食。脾为生痰之源，肺为储痰之器，患者痰多，脾虚则生痰，脾喜燥恶湿，脾气健运，则运化水液功能正常，水精四布，无痰饮水湿的停聚。若脾气虚衰，运化水液功能障碍，可致水痰饮内生，即"脾生湿"，水湿产生之后，又反过来困遏脾气，致使脾气不升，脾阳不振，称为"湿困脾"。外在湿邪侵入人体，也最易损伤脾阳，引起湿浊内生。香砂六君子汤加入陈皮、半夏、木香、砂仁，除益气化痰外，又能行气散寒止痛，适用于脾胃气虚、痰阻气滞、脘腹胀痛之证。

案 3

何某，男，48 岁。

近来胃脘胀痛，伴胸胁少腹胀满窜痛，出汗，烦躁易怒善太息，食少，脉弦而虚。

中医诊断：胃胀（肝气瘀滞）。

西医诊断：慢性胃炎。

治则：疏肝解郁，行气止痛。

处方：柴胡疏肝散加减。柴胡 13 克，当归 16 克，白芍 20 克，茯苓 20 克，白术 20 克，炙甘草 10 克，法半夏 16 克，陈皮 13 克，炒枳壳 13 克，炙香附 10 克，炒青皮 10 克，川芎 10 克，砂仁 10 克，炙延胡索 20 克，炒川楝子 20 克，制厚朴 10 克，炒鸡内金 16 克，炒麦芽 16 克，炒山楂 16 克，炒六神曲 16 克。7

剂,水煎服,每日1剂,分早、晚两次餐后温服。

按语:患者胃脘胀痛,并有胸胁少腹胀满窜痛、烦躁、善太息、脉弦等肝郁气滞之象,伴食少、腹胀,提示肝气犯胃,故辨为胃胀之肝气郁滞证。邓尔禄先生认为肝主疏泄,性喜条达,该病多由于情志不遂,或受到精神刺激,木失条达,致肝气郁结,经气不利,故见胃脘胀痛;肝经布胁肋循少腹,故伴胸胁少腹胀满窜痛;肝疏泄失职,则情志抑郁,久郁不解,则急躁易怒;脉弦亦为肝气郁结之证,《内经》云"木郁达之",故治疗当以疏肝解郁理气为主。另外肝失条达而横乘脾土,或饮食劳倦,损伤脾气,脾失健运,肝失疏泄可致肝郁脾虚。情志不舒,肝气郁结,横逆犯胃,胃失和降可致肝胃不和。故本方加减以疏肝理气为主,疏肝之中兼以养肝,理气之中兼以调血和胃。本方为疏肝解郁常用方剂,临床应用以胁肋胀痛,脉弦为辨证要点。方中柴胡疏肝解郁、调理气机,佐以川芎行气止痛,加强疏肝解郁之功效;延胡索、川楝子相伍,行气活血而止痛;陈皮、枳壳理气行滞;芍药养血柔肝,缓急止痛;茯苓、白术、炙甘草补脾益气;佐以青皮、香附理气疏肝,共奏疏肝和胃理气之效;炒鸡内金、炒麦芽、炒山楂、炒六神曲健运脾胃,佐以厚朴和降胃气,脾健则胀消。

案4

李某,女,36岁。

口干,咽干,餐后饱胀感,嗳气,心烦易怒,善太息,夜寐不安,大便无力,舌淡苔白,脉弦而虚。

中医诊断:胃胀(肝胃不和)。

西医诊断:慢性胃炎。

治则:疏肝和胃。

处方:柴胡疏肝散和四君子汤加减。干姜20克,桂枝10克,黄芩10克,牡蛎30克,党参20克,炙香附10克,炒枳壳10克,砂仁(后下)10克,白芍10克,炒僵蚕10克,附片(先煎)10克,炙龟甲(先煎)16克,黄柏10克,炙甘草10克,柴胡20克,茯苓20克,炒白术20克,蝉蜕6克,龙骨(先煎)20克。7剂,水煎服,每日1剂,分早、晚两次餐后温服。

按语:患者腹胀、嗳气、心烦易怒、善太息、脉弦,为肝胃不和的表现;大便无力、脉虚,为脾胃气虚的表现;心烦、脉弦为肝气瘀滞的表现。《素问·逆调论》云:"阳明者,胃脉也,胃者,六腑之海,其气亦下行。阳明逆,不得从其道,故不得卧也。"《内经》曰:胃不和则卧不安。此之谓也。患者肝气郁结,胃失和降,治宜疏肝和胃。四君子汤功能益气健脾,主治脾胃气虚证;柴胡疏肝散疏肝理气,和胃止痛,两方合用以达疏肝和胃之功。方中党参、茯苓、白术、甘草益气健脾;柴胡、香附、枳壳疏肝解郁,理气行滞;川芎行气活血止痛;陈皮、枳壳理气行滞;芍药、甘草养血柔肝,缓急止痛;夜寐不安,加龙骨平肝安神;大便无力,舌淡苔白,脉虚,故加桂枝、干姜、附片温阳化气;僵蚕、蝉蜕为伍,调理气机,行气活血,加强疏肝和胃之功效。

十七、胃脘痛验案

张某,女,80岁。

间断性上腹痛2年,加重1周。现症见上腹胀痛,呈阵发性,伴反酸,胃灼热,嘈杂,嗳气,呃逆,前胸后背痛,自觉发热,心情烦躁,饮食欠佳,睡眠差,以入睡困难为主,小便可,大便干,舌苔腻而微黄,脉弦数。

中医诊断:胃脘痛(寒热错杂)。

西医诊断:十二指肠球部溃疡。

治则:解表攻里,和胃止痛。

处方:半夏泻心汤合大柴胡汤加减。法半夏10克,黄连6克,黄芩10克,干姜10克,炙吴茱萸10克,党参20克,炙甘草10克,大枣10克,厚朴10克,苦杏仁10克,枳实20克,柴胡20克,炙大黄6克,赤芍10克,制五味子10克,细辛6克。6剂,水煎服,每日1剂,分早、晚两次餐后温服。

按语:脾气主升,胃气主降,升降失常,故见呃逆,反酸嗳气,胃脘胀痛;胃气不降则生热,脾气不升而生寒,寒热之气错杂于中焦,故此属寒热错杂类胃脘痛。《伤寒论·辨太阳病脉证并治》:"但满而不痛者,此为痞,柴胡不中与之,宜半夏泻心汤。"本方临床应用以心下痞,但满而不痛,或吐,肠下利,舌苔腻而微黄为辨证要点。寒热互用以和其阴阳,辛苦并进以调其升降,补泻兼施以顾其虚实。对于心下证(满而不痛者),不用柴胡汤来治疗。大柴胡汤为表里双解剂,可治少阳、太阳合病,如心下满痛(上腹胀痛),心烦,苔黄,脉弦数。

十八、呃逆验案

男,55 岁。因"反复呃逆治疗不效 3 年"2009 年 9 月 1 日前来就诊。

自述胃镜检查提示慢性萎缩性胃窦炎合并胆汁反流及胃底糜烂,腹部 B 超提示慢性胆囊炎,胸部 X 线片、心电图、头颅 CT 检查未见异常。脘腹饱胀、时有疼痛,呃声高亢,不能自控,食纳呆滞,大便稀溏、日 1~2 次。舌体胖大、边有齿痕、质暗淡红、有瘀点瘀斑,苔薄白滑腻,脉弦细涩。

中医诊断:呃逆(肝风内动,瘀血内阻,胃气上逆)。

西医诊断:嗳气。

治则:息风活血,降逆止呃。

处方:旋覆花代赭石汤、丁香柿蒂散、良附丸、白术芍药散加息风活血之品。竹茹、清半夏、丁香、柿蒂、川芎、香附、陈皮、炒防风、地龙、旋覆花(布包)各 10 克,炒白芍、炒白术、丹参、鸡内金、代赭石(先煎)、白及、乌贼骨各 15 克,高良姜、僵蚕各 6 克,吴茱萸 3 克,炒麦芽 30 克。7 剂,水煎服,每日 1 剂,分早、晚两次餐后温服。

并嘱戒烟酒及生冷、刺激性食物,减少饮水量,注意腹部保暖。

2009 年 9 月 7 日二诊:自述服药后病情明显缓解,发作时脘腹部放置热水袋即可缓解,发作次数减少,持续时间缩短,大便成形。查舌体胖大、边有齿痕、质淡暗红,苔薄白腻,脉弦细。遂在上方基础上加用党参、炙黄芪各 15 克,茯苓、薏苡仁各 30 克以加大健脾化湿力度,再服 7 剂。

2009 年 9 月 15 日三诊:诉服药后症状基本消失,仅在腹部受凉时复发,查舌体胖大、质淡红,苔薄白,脉弦细。遂以上方 5 剂,共研末,每服 10 克,每日 3 次,以善其后。

3 个月后随访,其病再未发作。

按语:呃逆系胃失和降,胃气上逆,冲气动膈而成,以喉间呃呃连声,声短而频,令人不能自控为临床特征,当属中医"风"动之候,治当平肝息风。患者久病,舌暗、有瘀点瘀斑,脉涩,为"久病入络",瘀血内阻,治当活血通络。方用旋覆花代赭石汤、丁香柿蒂散、良附丸、白术芍药散加息风活血之品。方中旋覆花代赭石汤、丁香柿蒂散和胃降逆止呃;良附丸、白术芍药散温中健脾止泻;川芎、丹参、地龙、僵蚕息风活血,全方共济息风活血,降逆止呃之效。

十九、消渴验案

马某,男,63岁。2017年3月20日初诊。

1年前双下肢浮肿,于当地医院检查,尿常规示:尿蛋白(+++),红细胞0～1/HP,白细胞0～1/HP;肾功能正常;血浆总蛋白45 g/L,白蛋白22 g/L;血脂:总胆固醇9.43 mmol/L,三酰甘油6.15 mmol/L。患者2型糖尿病史20年,血压高5年。肾活检明确诊断为糖尿病性肾病,经西医治疗,水肿反复发作,尿蛋白仍为(+++),来我院中医治疗。刻下颜面及双下肢浮肿,腹胀,纳少,乏力,夜尿清长,舌质淡、边有齿痕,苔白,脉弦细。

中医诊断:消渴(脾肾气阴亏虚,痰浊瘀血并存)。

西医诊断:糖尿病性肾病。

治则:益气养阴,健脾补肾,消瘀通络。

处方:黄芪40克,党参20克,玄参13克,麦冬16克,山药20克,葛根16克,黄精16克,制附片10克(先煎),车前子20克(包煎),大腹皮20克,木香6克,薏苡仁20克,水蛭10克,益母草30克。10剂,水煎服,每日1剂,分早、晚两次餐后温服。

予优质低蛋白、低盐饮食。

10日后复诊:患者颜面及双下肢浮肿、腹胀减轻,仍纳少,乏力,舌质淡,苔白腻,脉沉细。上方加藿香10克、佩兰10克,继进10剂。予优质低蛋白、低盐饮食。

按语:患者久病消渴,阴津亏损,阴损气耗,致气阴两虚,肺脾肾亏虚是消渴发病的内在因素,脏腑功能失调,津液代谢失司,气血运行受阻,痰浊、瘀血皆生。

《圣济总录·久渴》云:"消渴之病,本于肾气不足,下焦虚热。"指出消渴的根本原因在于肾气不足和下焦虚热,同时消渴病的发生还与先天禀赋不足,五脏虚弱有关,病变早期,阴津亏损,燥热偏胜,阴虚为本,燥热为标。病变后期,脏腑功能失调,津液代谢失司,气血运行受阻,痰浊、血皆生,阴损及阳,阴阳俱虚,病变加重。因此治疗本病应以扶正、祛邪、攻补兼施的原则。

疾病后期,肾阴亏虚精微物质外溢,合理饮食治疗可以防止肾脏病加重或迁延不愈,体现了邓尔禄先生结合体质与疾病特点的综合辨证施治思路。

二十、胰瘅验案

杨某,男,46岁。因"上腹部持续性疼痛7小时"前来就诊。

患者平素体健,就诊前和朋友聚会,其间食用较多肉食和酒,曾呕吐1次,返家途中仍感腹胀,腹部不适明显,后腹痛渐加剧,并有腰背部放射性钝痛,伴恶心、嗳气、泛酸、上腹饱胀感,疼痛难以忍受而来院急诊。入院查体:患者神清,形体肥胖,痛苦状,巩膜无黄染,腹软,上腹部压痛,以中上腹为明显,无反跳痛,腹部无包块。上腹部CT示:胰腺炎,无胆囊结石,胆总管不扩张,未见胆总管结石;血、尿淀粉酶均升高。刻下见腹胀,腹痛,恶心,嗳气,舌质淡,苔薄黄,脉弦。

中医诊断:胰瘅(气滞,食积,热郁)。

西医诊断:急性胰腺炎。

治法:理气消食,清热通下。

处方:锦红汤合清胰汤加减。柴胡15克,黄芩9克,胡黄连9克,白芍15克,木香9克,红藤40克,生大黄60克(分次吞服),枳实12克,厚朴9克,虎杖30克,生山楂12克,蒲公英30克。2剂,水煎分4次服用,以避免腹胀痛加剧。

嘱禁食,不禁中药。

二诊:治疗2日后腹痛明显缓解,仍感腹胀,恶心、嗳气消失,大便稀,日3~5次,舌淡,苔薄,脉弦。证属气滞,食积,热郁。治宜理气,消食,清热。

处方:砂仁3克,莱菔子12克,柴胡15克,黄芩9克,胡黄连9克,白芍15克,木香9克,延胡索9克,枳壳9克,厚朴9克,连翘12克,生山楂12克,麦芽12克。7剂,水煎分4次服用,以避免腹胀痛加剧。

三诊:续治7日后腹胀减轻,大便稍稀,日行2次,口渴不欲饮,舌红,苔薄黄,脉弦。证属气滞,食积,热郁。治宜理气,消食,清热。

处方:莱菔子12克,柴胡15克,白芍15克,木香9克,延胡索98,枳壳9克,厚朴9克,连翘12克,生山楂12克,麦芽12克,川楝子9克,郁金9克。

14剂,水煎服,每日1剂,分早、晚两次餐后温服。

按语:本方由大黄、红藤、蒲公英组成。邓尔禄先生习用大剂量(30~60克)生大黄并伍以虎杖,疗效甚佳。明代王履曾指出:"凡病之起,多由乎郁。郁者,滞而不通之意,或因所乘而为郁,或不因所乘而本气自郁。"急性胰腺炎早期正盛邪轻,由于饮食损伤脾胃,运化失司,或情志不畅,肝气横逆伐脾,中焦气机升降失司,引起肝脾或肝胃气滞之证,气滞郁而化热,与食积相互混杂,常表现为上腹胀痛、痛及两胁、恶心、呕吐、口苦、嗳气、舌红、苔薄黄、脉弦滑。邓尔禄先生以理气开郁、消食化积、清热通下为治疗胰腺炎的常用治法。急性期以解郁退热、消食止痛为主,待症状缓解后以理气开郁为主,常能取得较好的疗效。本方中以柴胡解郁退热为君药;黄芩、胡连、生大黄、枳壳、厚朴、连翘清热解毒,利湿通下;白芍、木香、延胡索柔肝理气止痛;生山楂、麦芽消食化积。现代药理实验证实,柴胡、木香等理气开郁药不仅可使胰腺的分泌减少,使括约肌松弛,有利于消除腺管的梗阻并降低其压力,减少胰液对胰腺组织的腐蚀,而且还有抗菌消炎、解热镇痛、抗溃疡、调整代谢、增强梗阻近端肠管蠕动、缓解肠道平滑肌痉挛,以及改善血液流态、活跃微循环和升压作用。

二十一、便血验案

案1

李某,男,52岁。因"头晕1日,伴呕吐黑褐色液体半小时"前来就诊。

患者既往有十二指肠球部溃疡病史。1小时前呕吐黑褐色胃内容物约300 mL,急诊入院。刻下精神疲倦,食欲缺乏,大便色黑,尿少,色淡红,脉细数无力。查体:体温36.8℃,呼吸17次/分,心率98次/分,血压95/63 mmHg。刻下神清,精神萎靡,面色苍白,唇、眼睑色淡,舌淡少苔,脉细数。予积极补充血容量、抑酸止血等常规治疗。

中医诊断:便血(气虚血脱)。

西医诊断:上消化道大出血;十二指肠球部溃疡;贫血。

治则:益气固脱。

处方:参附注射液100 mL,每日2次,静脉滴注。

益气固脱止血方加减。人参 30 克(另煎),甘草 60 克,生大黄粉 9 克(冲服),三七粉 5 克(冲服),白及粉 30 克(蒸熟分 3 次另服)。3 剂,急煎取汁,冷却后小量频服。

入院后第 2 日:急诊胃镜显示十二指肠球部溃疡合并出血,予镜下止血。

入院后第 4 日:血压恢复至 130/80 mmHg,心率降至 75 次/分,肠鸣音 4 次/分,大便隐血(++++)转为(++)。患者头晕好转,乏力,腹胀,不思饮食,舌淡少苔,脉细数。证属脾胃虚弱。治法拟以健脾益气,止血同摄。

四君子汤合黄芩汤加减。党参 30 克,炒白术 15 克,茯苓 9 克,陈皮 6 克,三七粉 5 克(冲服),干姜 6 克,黄芩炭 15 克,地黄炭 15 克,大黄炭 10 克,白及粉 30 克(冲服)。7 剂,水煎服,每日 1 剂,分早、晚两次餐后温服。

按语:消化性溃疡合并出血辨证多属于虚证。《医方考》云:"夫面色萎白,则望之而知其气虚矣;言语轻微,则闻之而知其气虚矣;四肢无其饮食运化受纳之功。方中党参为君,甘温益气,健脾养胃。臣以苦温之白术,健脾燥湿,加益力,则问之而知其气虚矣;脉来虚弱,则切之而知其气虚矣。"因患者平素饮食不节,失于调摄,损伤脾胃,日久脾胃气虚,气不摄血,溢于脉外,发为血证,气随血脱则表现为脱证。本案应用参附注射液回阳益气固脱。方中附子性温,能上助心阳以通脉,中补脾土而健运,下补肾阳以益火;党参补脾胃助化源益气血;甘草补脾益气,与党参合用起到益气固脱止血之效果;大黄炭凉血活血祛瘀,祛除胃肠积血;三七化瘀止血;白及收敛止血。全方综合凉血止血、益气止血、化瘀止血、收敛止血等多种止血方法,起到益气固脱止血之效。

案 2

王某,男,58 岁。因"黑便反复发作 3 年"前来就诊。

患者既往黑便反复发作 3 年余。黑便时发时止,疲劳时易出现。曾检查胃镜、肠镜、CT 等未见异常。既往曾以西医止血治疗及中医中药治疗,均无效。刻下面色无华,神疲乏力,四肢发凉,少津,舌苔淡白,脉细。

中医诊断:便血(脾胃虚寒)。

西医诊断:便血原因待查。

治法：益气健脾，温阳止血。

处方：益气固脱止血方加减。党参90克，黄芪45克，炙甘草60克，黄芩炭15克，白术6克，阿胶10克(烊化)，地黄炭10克，炮姜5克，陈皮9克，三七粉5克(冲服)。7剂，水煎服，每日1剂，分早、晚两次餐后温服。

按语：血赖气而充经盈脉，血之气异名而同类，血涵气中，气蕴血内，气血相维，若合一契，阴阳相随，内外相贯，气血流走如环之无端。故气虚可致出血，出血亦加重气虚。本例患者出血日久，劳倦而发，损伤脾气，脾胃气血不足，气失统摄，血无所依，脱陷下行。治当益气温阳摄血。方中党参、黄芪、白术、炮姜益气温阳健脾；黄芩、生地黄养血凉血；三七止血化瘀；陈皮理气防补益药之壅滞。全方共奏益气温阳止血之功。

二十二、泄泻验案

付某，女，87岁。

腹胀，伴大便稀溏6日。刻下见咳，夜间咳甚，餐后腹胀不适，咽部不适有异物感，出汗，心慌，体困重疲倦乏力，食少，大便稀溏，舌淡胖、边有齿痕，苔白腻，脉细滑。既往有慢性胃炎，反流性食管炎病史。

中医诊断：泄泻(脾虚湿蕴)。

西医诊断：腹泻。

治则：健脾利湿，益气固表。

处方：参苓白术散合牡蛎散加减。莲子心3克，炒白扁豆30克，党参20克，炒白术20克，砂仁6克，甘草10克，炒山药30克，茯苓20克，桔梗10克，炒薏苡仁30克，佩兰13克，广藿香13克，炒枳壳20克，炙黄芪30克，牡蛎30克，浮小麦30克，紫苏梗10克，制厚朴10克，法半夏16克。7剂，水煎服，每日1剂，分早、晚两次餐后温服。

按语：参苓白术散是在四君子汤基础上加山药、莲子、白扁豆、薏米、砂仁、桔梗而成。该方兼有渗湿行气作用，并有保肺之效，是治疗脾虚湿盛证及体现"培土生金"治法的常用方剂。方中党参、白术、薏米、茯苓、山药、砂仁补中健脾，益气渗湿；莲子、白扁豆清热利湿；牡蛎咸涩止汗，益阴潜阳；生黄芪益气实卫，固表止汗；浮小麦甘凉，专入心经，能益心气、养心阴、清心热；甘草调和诸药。诸药配伍,脾胃健运,气血调畅,腠理得固,心阳内潜,自汗止而神魂定,气阴充而正气复。

二十三、水肿验案

案1

张某,男,30岁,工人。2009年11月29日初诊。

间断出现水肿2年,在当地乡卫生院治疗后减轻。半月前感冒再次出现全身水肿,在院外服中西药物未效,遂来我院门诊就诊。症见头面眼睑水肿,双下肢发凉,且呈指凹性水肿,胃脘闷,食欲缺乏,畏寒,咳嗽,腰酸困等。舌质暗红,苔薄,脉弦。血压120/80 mmHg。查血:谷丙转氨酶56 UL,谷草转氨酶43 UL,胆固醇12.1 mmol/L,三酰甘油3.0 mmol/L,白蛋白22.5 g。尿检:蛋白(+++),隐血(+),红细胞5～7个,白细胞4～6个。B超:双肾实质回声稍增强,双输尿管、膀胱、前列腺未见异常。

中医诊断:水肿(外感风寒,风邪袭肺)。

西医诊断:肾病综合征。

治则:祛风散寒、温阳利水。

处方:紫苏叶13克,防风13克,荆芥10克,茯苓皮30克,泽泻16克,玉米须30克,生山药30克,砂仁10克,厚朴10克,丹参20克,赤芍16克,巴戟天16克,薏苡仁20克,淫羊藿16克,白茅根30克。3剂,水煎服,每日1剂,分早、晚两次餐后温服。

2009年12月2日二诊:上方服3剂,尿检:隐血(+),蛋白(+++),红细胞1～3个,管型(+)。头面部及双下肢水肿消退,感腰酸痛,纳食差,二便正常。舌尖红,苔薄,脉沉细。改用健脾益肾法。

生山药30克,茯苓30克,白术16克,山茱萸20克,补骨脂16克,淫羊藿16克,巴戟天16克,薏苡仁20克,砂仁10克,鸡内金16克,枸杞子20克,菟丝子20克,覆盆子20克,白茅根30克,炒山楂16克,炙甘草6克。20剂,水煎服,每日1剂,分早、晚两次餐后温服。

2009年12月30日三诊:服上方20剂,诸证俱平。尿检:蛋白转阴,红细胞、管型均已消失。血生化检查:总蛋白65 g/L,白蛋白41.5 g/L,谷丙转氨酶 41 U,谷草转氨酶 38 U/L,胆固醇 6.5 mmol/L,三酰甘油 1.8 mmol/L,舌质偏红,舌苔薄腻,脉沉细。原方继进 20 剂以巩固之。

按语：本患者未就诊时已患肾病综合征 2 年,此次起病较急,面浮肢肿为主要临床特点,属中医学"风水"之范畴。起病是由于外感风邪,侵袭上表,肺失宣降,上源不清,则水道难以通调,风水相搏,溢于肌肤,而形成水肿。《金匮要略·水气病脉证并治》云："诸有水者,腰以下肿,当利小便,腰以上肿,当发汗乃愈。"深悉此理,在辨证施治过程中,运用紫苏叶、荆芥、防风解表宣肺、发汗祛邪,使卫气开达而邪从汗出,肺气降,水道通,则下归于肾得泄,匡扶肺肾通调水道之功能。本案乃属"风水"偏于寒者,在宣肺利水的前提下,加巴戟天、淫羊藿、补骨脂以温运肾阳,使水液得化,切中病之要害,故而取效甚速,施治一周即肿退病缓。

案 2

龙某,男,45 岁。2015 年 6 月 16 日初诊。

主诉反复双下肢浮肿 5 个月。患者 24 小时尿蛋白定量 6.8 g/L,血浆白蛋白 20.6 g/L,诊断为原发性肾病综合征。肾活检病理提示膜性肾病（Ⅰ期）。西医予激素及免疫抑制剂治疗 5 月好转不明显,患者自行要求服中药治疗。现症见乏力,腰部酸困不适,食欲缺乏食少,时有恶心,多汗,口干,五心烦热,舌质红边有齿痕,苔薄白,脉沉弱。

中医诊断：水肿（脾肾气阴亏虚,湿热瘀血并存）。

西医诊断：原发性肾病综合征。

治则：健脾益肾,益气养阴,清热解毒,活血化瘀。

处方：黄芪 30 克,太子参 30 克,生地 16 克,山药 20 克,山萸肉 20 克,茯苓 30 克,牡丹皮 16 克,白术 20 克,覆盆子 16 克,知母 16 克,墨旱莲 30 克,女贞子 20 克,桑白皮 16 克,猪苓 20 克,半边莲 20 克,泽兰 20 克,丹参 16 克,赤芍 16 克,益母草 30 克,牛膝 20 克,甘草 10 克。10 剂,水煎服,每日 1 剂,分早、晚两次餐后温服。

6 月 28 日复诊：双下肢浮肿减轻,多汗,口干,五心烦热均缓解,舌质淡红,苔薄白,脉沉细。上方继进 10 剂。

按语：膜性肾病以基底膜上皮下免疫复合物沉积,足突广泛融合为病变基础,乃后天失养,肾虚不固,与湿互结使然,加之使用激素等阳刚之物,易伤阴分,致肾阴不足,湿易于化热,该病胶着,缠绵难愈,肾之气阴不足,血脉推动无力,久病又多瘀,故血瘀又多伴随。

患者来邓尔禄先生处诊病之前,已接受激素及免疫抑制剂治疗,且病史5月,脾肾亏虚是发病之根本,加之激素及免疫抑制剂等长期应用,既损伤气阴,又导致气阴不足,湿热互阻,阴虚热盛,相火内扰于肾,则尿蛋白难以消退,发病日久,缠绵难愈,日久气虚推动乏力导致血瘀,久病气机阻滞又致血瘀,则病证复杂缠绵。《医门法律·申明〈内经〉法律》云:"故凡治病者,在必求于本,或本于阴,或本于阳,知病之所由生而直取之,乃为善治。若不知根本,则茫如望洋,无可问津矣。"故明辨脾肾气阴皆亏虚,湿热瘀血并存之发病本质,整体论治。方中重用黄芪、太子参益气补元;生地、山药、山萸肉、墨旱莲、女贞子滋补肾阴;茯苓、猪苓有利水渗湿,调节体内水液平衡,改善水肿、小便不利等症;丹皮、知母清热凉血,缓解阴虚引起的内热、潮热等症;丹参、赤芍、益母草活血化瘀,改善血行不畅、瘀血阻滞等症。

案3

年某,男,26岁。

脘腹胀满,乏力倦卧,小便清长,双下肢水肿,食欲缺乏,舌淡胖,苔白滑,沉细。既往有慢性肾功能不全病史。查尿常规显示:尿蛋白++。

中医诊断:水肿(脾肾阳虚,水湿内停)。

西医诊断:慢性肾功能不全。

治则:温补脾肾、利水渗湿。

处方:六味地黄汤、五子衍宗丸合五苓散加减。泽泻20克,牡丹皮16克,山药30克,白茅根30克,赤小豆30克,连翘20克,炒山楂16克,覆盆子30克,炙金樱子30克,益智20克,炒槐花40克,大腹皮20克,车前子30克,炒菟丝子30克,泽兰16克,丹参20克,益母草30克,刘寄奴20克,枸杞子20克,金银花30克,炙大黄6克,熟地黄20克,生地黄20克,黄芪40克,紫草20克,炙山茱萸30克,茯苓50克,芡实30克,川牛膝16克,猪苓20克。7剂,水煎服,每日1剂,分早、晚两次餐后温服。

按语:患者既往有慢性肾功能不全病史,尿蛋白升高,结合症状乏力、食欲缺乏、小便不利、下肢水肿,舌淡胖,苔白滑,脉沉细,辨证为脾肾阳虚,水湿内停。给予六味地黄汤、五子衍宗丸(汤)滋阴补肾,五苓散温阳化气、利水渗湿。方中加刘寄奴、益母草、丹参、金银花、大腹皮、连翘、赤小豆、泽兰、白茅根活血祛瘀、解毒、利水消肿;黄芪补气升阳,利水消肿;芡实、淫羊藿温补脾肾,大黄泄热、逐瘀。

二十四、尿浊验案

案 1

吴某,男,40岁,干部。2010年9月19日初诊。

间断性尿中出现泡沫1年余。于2010年初于某省级医院住院时,行肾穿检查:轻度系膜增生型IgA肾病,予激素治疗效果不佳,故来我院门诊求服中药治疗。尿检:蛋白(++),隐血(++)。镜检:红细胞4~7个,颗粒管型1~3个。症见面色萎黄,倦怠乏力,手足心热,潮热盗汗,大便干,舌质暗红,苔薄黄,脉弦细。

中医诊断:尿浊(肾阴亏虚)。

西医诊断: IgA肾病。

治则:益气滋阴补肾。

处方:黄芪40克,太子参20克,生地黄16克,牡丹皮16克,制龟版20克,枸杞子20克,山茱萸20克,菟丝子20克,覆盆子20克,金樱子20克,桑葚子20克,丹参20克,赤芍16克,金银花30克,白茅根30克,小蓟30克。4剂,水煎服,每日1剂,分早、晚两次餐后温服。

2010年9月23日二诊:未诉明显不适,唯服上方4剂后大便溏,日2次,舌暗红,苔薄白,脉沉细。上方加莲子20克,继服10剂。

2010年11月30日三诊:舌暗红,苔薄,脉沉细。尿检:蛋白(+),隐血(++)。镜检:红细胞3~4个。尿泡沫减少,精神佳,无明显不适,守前法化裁。炙黄芪40克,生地黄16克,牡丹皮16克,生山药30克,枸杞子20克,山茱萸20克,菟丝子20克,覆盆子20克,金樱子20克,丹参30克,茜草30克,墨旱莲20克,当归16克,小蓟30克,白茅根30克。7剂,水煎服,每日1剂,分早、晚两次餐后温服。

2011年3月6日四诊：上方服15剂。舌质暗红，薄白，脉沉细。尿检：蛋白微量，隐血（＋）。镜检：红细胞0～2个。上方加减，再进15剂，巩固疗效。炙黄芪40克，生地黄16克，牡丹皮16克，赤芍16克，丹参20克，山茱萸20克，墨旱莲20克，女贞子20克，黄柏10克，藕节30克，煅牡蛎30克，小蓟30克，茜草30克，甘草6克。7剂，水煎服，每日1剂，分早、晚两次餐后温服。

按语：以血尿为主的IgA肾病目前尚无特效治疗，然而近年来随着肾活检的开展，使人们对肾病的病理分型、病情的演变和预后有了更深的了解，然后进行合理的中医辨证施治，可使疾病的转归大为改观。本案例在起始外院用激素做肾囊封闭，病情未见好转，却伤及肾阴，久病入络，耗气伤津，故出现一派阴虚血热症象。《素问·调经论》云"帝曰：经言阳虚则外寒，阴虚则内热，阳盛则外热，阴盛则内寒，余已闻之矣，不知其所以然也。岐伯曰：阳受气于上焦，以温皮肤分肉之间。令寒气在外，则上焦不通，上焦不通，则寒气独留于外，故寒栗。帝曰：阴虚生内热奈何？岐伯曰：有所劳倦，形气衰少，谷气不盛，上焦不行，下脘不通，胃气热，热气熏胸中，故内热。"故首予益气滋阴、补肾活瘀之法，后行益气养阴、凉血化瘀之治。扶正祛邪，使气阴充而病邪却，病情大为缓解，显示邓尔禄先生在此例患者诊治过程中的特色和优势。

案2

田某，女，49岁。

乏力，胃胀，手足拘急，形寒肢冷，小便次数减少，尿蛋白＋＋，隐血＋＋＋，小便呈淡黄色，大便次数增多，夜眠差，睡眠时间减少，舌淡胖，苔白，脉沉细。既往有慢性肾功能不全病史。

中医诊断：尿浊（脾肾两虚）。

西医诊断：慢性肾功能不全。

治则：温补脾肾。

处方：参芪地黄汤加减。黄芪40克，党参30克，山药30克，茯苓30克，炙山茱萸30克，泽泻20克，川牛膝16克，熟地黄20克，牡丹皮16克，地黄16克，菟丝子30克，白茅根30克，覆盆子30克，淫羊藿16克，炙补骨脂16克，小蓟20克，茜草20克，藕节炭16克，浙贝母16克，柴胡10克，当归15

克,白芍20克,陈皮10克,法半夏16克,炒山楂16克,炒酸枣仁30克,炙甘草6克,柏子仁16克。7剂,水煎服,每日1剂,分早、晚两次餐后温服。

按语:参芪地黄汤出自《杂病犀烛》:"参芪地黄汤,人参6克,黄芪、熟地、山药各15克,茯苓、丹皮、山茱萸各9克。加生姜3片,大枣10枚,水煎服。功能益气养阴,滋肾健脾。治肾阴不足,气阴两虚,头晕目眩,腰膝酸软,低热倦怠,手足心热,短气易汗,舌偏红少苔,沉细或细数无力。"

本证属脾肾两虚,用参芪地黄汤益气养阴、滋肾健脾;加淫羊藿、补骨脂补肾助阳;菟丝子补益肝肾;尿血用白茅根、小蓟、茜草、藕节炭凉血止血、祛瘀;眠差用酸枣仁、柏子仁安神;柴胡、当归、白芍疏肝、养血活血;半夏、陈皮理气降逆。邓尔禄先生共用以上药味以俱补阴阳,同调肝肾之功效。

二十五、痹证验案

孙某,女,33岁。2022年5月15日初诊。

因反复寒热,双下肢关节酸痛,伴有心慌心悸1月余就诊。患者在院外相继口服安乃近、泼尼松、氯霉素等药物,疗效不巩固,体温持续波动在38~39.5℃,发热恶寒,汗出恶风,缠绵不已,双下肢关节呈游走性酸痛,口干不欲多饮。舌边尖红,苔白腻黄,脉数。查体:体温39.2℃,心率102次/分,期前收缩5~6次/分,二尖瓣区可闻及Ⅱ级收缩期杂音,血沉50 mm/h,抗O>500 U。心电图:窦性心律不齐,室性早搏伴有室性融合波。

中医诊断:痹证(风寒湿热,郁阻心脉)。

西医诊断:风湿热。

治则:疏风解肌,清热化湿为先。

处方:柴胡6克,葛根5克,青蒿10克,豆豉10克,防风10克,防己10克,桂枝5克,生石膏(先煎)50克,知母10克,黄芩10克,薏苡仁10克,六一散(布包)15克。水煎服,每日1剂,分早、晚两次餐后温服。

服药5剂,寒热退,关节酸痛减轻,心悸好转。原方加减治疗1月,诸症消失。心率78次/分,律齐,无明显杂音。复查血沉17 mm/h,抗O<330 U。心电图正常。

按语:《素问·痹论》云:"风寒湿三气杂至,合而为痹也……五脏皆有合,病久而不去者,内舍于其合也……脉痹不已,复感于邪,内舍于心。"心痹者,脉不通。寒邪郁久化热,湿热相合,如油入面,难分难解,流窜经络,内舍心脉。治当祛除病邪,邪祛则心气恢复,血脉流通,运行如常,诸症皆除。

二十六、浊痹验案

刘某,男,71岁。因"左大趾跖趾关节肿痛反复发作3年"于2016年11月27日前来就诊。

患者有长期饮啤酒史,并喜食海鲜类食物,后出现左大趾跖趾关节经常肿痛,以夜间为剧,并伴有左足疼痛,疼痛时服非甾体消炎药,疼痛可缓解,病情时轻时重,至外院就诊查血 UA 510 μmol/L,诊为"痛风"。患者曾服用别嘌醇,因发生肝损伤而停用。病情缠绵反复,迄今未愈。因近期左大趾跖趾关节再度疼痛来诊。刻下形体丰腴,左大趾内侧局部肿胀,按之压痛较甚,局部皮色不变。

中医诊断:浊痹(痰瘀阻络)。

西医诊断:痛风急性发作期。

治则:清化湿浊,活血通络。

处方:土茯苓120克,虎杖30克,威灵仙30克,穿山甲60克,薏苡仁30克,泽泻18克,延胡索30克,蕲蛇(碾粉吞服)9克,苍术15克,关黄柏15克,附子9克。14剂,水煎服,每日1剂,分早、晚两次餐后温服。

服上方7剂后,患者疼痛明显缓解;再进7剂,诸症改善,续以前方加减料理善后;2个月后,局部肿胀完全消退,竟获全功。

按语:痛风属于中医学"浊痹"范畴。邓尔禄先生在继承朱良春教授治疗痹证经验的基础上,针对痛风的中医病机特点,善用土茯苓。《本草纲目》记载土茯苓:"健脾胃,强筋骨,祛风湿,利关节,止泄泻。治拘挛骨痛、恶疮痈肿。"临床中应用大剂量土茯苓(30~120克)治疗,并常配伍苍术、泽泻、虎杖、威灵仙、穿山甲等清热解毒、活血祛瘀药物。现代研究证明,土茯苓、苍术、穿山甲等药物能够增加尿酸盐排泄,具有抗痛风作用,能治疗急性痛风关节炎。针对痛风关节炎疼痛严重的患者,邓尔禄先生喜用蕲蛇碾粉吞服,并重用胆南星定痛,临床常可收效。

二十七、郁热验案

王某,男性,60岁,汉族。2017年5月17日初诊。

身热不适3月余。自觉身热不适,伴有冲热感,手足心热,体温:37.0~37.3℃,平素食欲缺乏,肠鸣频频。舌红,苔薄白,脉细缓。既往体健,否认高血压心脏病及结核等病史,否认药物及食物过敏史。

中医诊断:郁热(脾胃郁热,脾虚湿盛)。

西医诊断:发热。

治则:升阳散火,健脾化湿。

处方:升阳散火汤加减。太子参30克,白术16克,白芍16克,陈皮16克,羌活10克,独活10克,防风10克,升麻10克,柴胡10克,葛根20克,车前子10克,蚕沙16克,龙骨30克,牡蛎30克,知母10克,炒黄柏10克,炙甘草6克。7剂,水煎服,每日1剂,分早、晚两次餐后温服。

嘱注意休息,忌食肥腻辛辣之品,畅情志。

2017年5月24日二诊:服药后身热不适、冲热及手足心热等改善,在前方基础上加入青蒿10克、鳖甲10克。7剂,水煎服,每日1剂,分早、晚两次餐后温服。诸症消失。

按语:患者老年男性,素体脾胃虚弱,脾失健运,水湿内停,郁久化热,则发为身热不适,手足心烧。患者舌红,苔薄白,脉细缓,均为脾虚湿盛,脾胃郁热之象。

升阳散火汤出自李东垣的《脾胃论》,"治男子妇人四肢发热,肌热、筋痹热骨髓中热,发热如燎,扪之烙手,此病多因血虚而得,或胃虚过食冷物,抑遏阳气于脾土,火郁则发之"。组方柴胡、升麻、羌活、独活、防风、葛根、人参、白芍、生甘草、炙甘草。该方的立法依据是《素问·六元正纪大论》中关于五郁的治则之一"火郁发之"。方中柴胡、升麻、羌活、独活、防风、葛根等乃辛甘发散升阳之风药,升麻、葛根甘苦平,善解肌热,此皆味薄气轻,上行之药,能升举阳气,而火邪可散;人参、甘草益脾土而泻热,芍药泻脾火而敛阴,寓补于散。用于治疗"热伏地中"或"胃虚过食冷物,抑遏阳气于脾土之中"的伏火热病,其发热常为低热、间歇热,且反复发作缠绵不愈,或自觉身热、口鼻出气热而体温不高。火郁发热证的特点是持续性低热或热在四肢,夹湿热者常出现午后发热口干苦、舌苔黄厚等症,脾主四肢,火郁在脾,阳气不得升,故低热或四肢热。东垣曰:"四肢烦热、肌热,羌活、柴胡、升麻、葛根、甘草则愈。"风热升阳药以发火郁,则脉数退。该病例中全方具有升阳散火、疏利气机、宣通湿滞、清热透达之功,故热退身凉。

二十八、紫癜病验案

案1

杜某,男,8岁。因"反复双下肢瘀斑、瘀点2月余,加重2日"于2017年8月12日就诊。

患儿曾在省儿童医院治疗,诊断为"过敏性紫癜",予开瑞坦、维生素C等治疗后症状好转,但仍有反复,皮肤紫癜时起时消。来诊前两日喝鸡汤后症状加重,皮肤瘀斑增多,伴腹痛,大便干结,舌苔黄厚腻,脉滑数。尿常规:隐血(一)。

中医诊断:紫癜病(胃肠瘀热)。

西医诊断:过敏性紫癜。

治则:清胃肠瘀热,化湿健脾。

处方:清胃散加减。生地黄10克,当归10克,牡丹皮10克,黄柏10克,赤芍10克,延胡索10克,大黄6克(后下),水牛角30克(先煎),蝉蜕6克,厚朴3克,甘草6克,土茯苓15克,紫草10克,薏苡仁15克。7剂,水煎服,每日1剂,分早、晚两次餐后温服。并嘱服药期间仅服食白粥。

2017年8月20日二诊:全身皮肤瘀斑、瘀点原有皮疹逐渐消退,偶有腹部不适,大便软,日1~2次,舌质红,黄腻苔已减。随守上方去大黄再服3剂,症状基本消失,继以调理脾胃法将息,嘱清淡饮食,随访2个月未再复发。

按语:过敏性紫癜以下肢伸侧多见,属阳明经所过之处,与胃肠关系密切,正如《诸病源候论·小儿杂病诸候二·患斑毒病候》云:"斑毒之为病,是热气入胃,而胃主肌肉,其热挟毒蕴积于胃;毒气熏发于肌肉,状如蚊蚤所吃,赤斑起。"小儿脾胃本不足,病后初愈,应以清淡饮食为主,若食入肥甘厚味之品,致湿热内生,热伤血络而见瘀斑、瘀点,湿阻气机,气滞血瘀,滞于肠道则大便干结,腹痛甚或下血。又久病多瘀,《血证论》云:"反复发作者,其中多伏瘀血。"胃肠瘀热夹有湿邪为过敏性紫癜的常见病因病机,治疗以清胃肠瘀热为主,兼以化湿。方中生地黄、牡丹皮、赤芍、水牛角、紫草清营凉血,解毒消斑;黄柏、土茯苓、薏苡仁、大黄利湿热,通导积滞;当归、延胡索、蝉蜕活血行气,祛风透疹,缓解瘙痒、疼痛;厚朴行气宽中,防苦寒药伤胃;甘草调和诸药,兼解毒缓急。本方血分与气分同调,凉血药(生地黄、紫草)与行气药(厚朴、延胡索)并用,既清血热,又畅气机;清利与通下结合,利湿药(土茯苓、薏苡仁)配伍泻下药(大黄),使湿热从二便分消,体现"给邪以出路";祛邪不忘护正,当归养血防凉血药伤阴,甘草、白粥固护脾胃,防苦寒败胃。

案2

石某,女,43岁。2017年9月12日初诊。

患者反复皮肤起瘀点、瘀斑,牙龈出血,伴乏力不适1月。发病前有感冒史,血常规检查显示:PLT $17×10^9$/L,曾在某院行骨髓穿刺提示特发性血小板减少性紫癜。给予激素泼尼松30 mg口服,每日1次,同时防治骨质疏松,保护胃黏膜对症治疗,血小板提升不明显。就诊时查血小板 $26×10^9$/L,自觉乏力,四肢散布红色瘀点、瘀斑,纳食,夜眠可,二便调。舌质红,苔黄腻,脉数有力。

中医诊断:紫癜病(血热妄行,湿热蕴结)。

西医诊断:特发性血小板减少性紫癜。

治则:清热解毒化湿,凉血止血。

处方:犀角地黄汤和二至丸加减。水牛角丝30克,生地20克,赤芍13克,牡丹皮10克,金银花16克,连翘10克,黄芩10克,土茯苓16克,女贞子20克,旱莲草20克,紫草20克,甘草10克,仙鹤草30克,薏苡仁30克。10剂,水煎服,每日1剂,分早、晚两次餐后温服。同时配合升板合剂100 mL口服,每日3次。

10日后复诊:皮肤瘀点、瘀斑消退,自觉症状明显缓解,复查血常规示血小板 $60×10^9$/L。嘱其泼尼松减至20 mg,继守前方去金银花、连翘,加太子参、白术各16克。

2017年10月10日复诊:查血小板 $100×10^9$/L。泼尼松减为10 mg,继续守法治疗,定期复查血常规。

按语：患者因外邪侵袭，邪热内扰营血，破血妄行，加之体胖，湿热内生，加重血不循络，溢于肌肤，症见皮肤瘀点、瘀斑；湿阻阳气，四肢百骸失于温养，则乏力；久之阴阳失衡，肾阴不足。治以犀角地黄汤凉血止血；金银花、连翘、黄芩、土茯苓、薏苡仁清热解毒化湿；久病热盛伤阴，故以太子参、白术健脾补肾养阴，壮水制火。经治疗后，激素减量至停用，血小板恢复正常。

二十九、虚劳验案

苏某，男性，58岁，退休职工。

既往于2016年检查血常规提示全血细胞减少，经外院检查诊断为再生障碍性贫血。因口服激素、环孢素等西药治疗后不良反应多，自行停药，于2017年3月就诊。主诉反复疲乏，头晕，心慌，气短2年余，伴畏寒怕冷，饮食、睡眠欠佳，大小便正常。舌质淡，苔薄白，脉沉细数。血常规示：血红蛋白65 g/L，白细胞3.5×10^9/L，血小板32×10^9/L。

中医诊断：虚劳（脾肾阳虚，气血不足）。

西医诊断：再生障碍性贫血。

治则：温补脾肾，益气养血生髓。

处方：大菟丝子饮合八珍汤加减。菟丝子16克，枸杞子16克，女贞子16克，旱莲草16克，补骨脂16克，制首乌16克，紫草10克，桑葚16克，淫羊藿20克，白茅根20克，鸡血藤30克，生地16克，熟地16克，肉桂3克，肉苁蓉16克。10剂，水煎服，每日1剂，分早、晚两次餐后温服。

复诊：自觉症状减轻，血细胞回升不明显，舌质淡胖，舌苔白，脉沉细。前方加当归16克、黄芪30克，继续服用。

2017年6月复诊：检查血常规示血红蛋白110 g/L，白细胞3.9×10^9/L，血小板90×10^9/L，此后一直稳定。

按语：者因饮食失调，劳倦内伤，损及脾肾，气血生化不足，四肢百骸失于濡养，脾气虚而饮食不佳，周身乏力，久之累及他脏，脑失所养则头晕，心失所养则心慌，气短，脾肾阳虚无以温煦则畏寒怕冷。舌淡、苔薄白、脉沉细数，皆为脾肾两虚之象。本病治疗以菟丝子、枸杞子、女贞子、旱莲草、桑葚等补肾为主，同时重视后天脾胃，配以生熟地、黄芪、淫羊藿、鸡血藤、肉苁蓉等益气助阳、健脾养血生血,补后天以助先天,往往事半功倍。

三十、月经后期验案

案1

王某,女,29岁。2017年4月4日因"月经后期,行经量少"就诊。

患者13岁初潮,周期不规律,40~120日不等,经期持续2~3日,经量少,色暗红,无血块,无痛经,经常使用孕酮,伴烦躁,夜寐不安,腰背酸痛,乏力,大便干结。婚后2年未避孕未孕,性激素检查E_2略低,B超检查内膜偏薄。舌质暗,苔薄白,脉弦细。

中医诊断:月经后期(肝郁肾虚)。

西医诊断:月经延迟。

治则:补肾疏肝,养血调经。

处方:归肾汤加减。熟地13克,山茱萸13克,菟丝子16克,茯苓16克,枸杞子16克,当归13克,山药16克,杜仲13克,黄精20克,丹参16克,鸡血藤30克,白芍16克,甘草6克。10剂,水煎服,每日1剂,分早、晚两次餐后温服。

佐以中成药定坤丹7克,每日2次。经前期加入柴胡、红花、茺蔚子以疏肝活血;同时嘱其作息规律,清淡饮食,加强锻炼,此法治疗3月,月经渐至规律,半年后其母告知已孕2月余。

按语:肾藏精,肝藏血,精血相生,肝肾同源而同司下焦,又为冲任之本,且妇人以肝为先天,肝为肾之子,肝血必得肾精始充,两者在月事形成调节中起到重要的作用。任脉通畅,太冲脉盛,血海充盈,血满而溢,月事应时而下。如先天禀赋不足,加之睡眠不足、饮食不节、情绪波动等内外因素作用,肝血不足,冲任血虚,表现为月经延期、量少,严重可导致闭经。此方以归肾汤加减化裁,滋阴补肾,填精补髓,酌加柴胡、白芍疏肝健脾,当归、鸡血藤养血活血,共奏养血调冲之效。

案2

孙某,女,22岁。2017年10月19日因"月经后期,经行量少数年"就诊。

患者初潮 12 岁,周期不规律,40～200 日不等,量少,色暗,乏力,无痛经,平素带下量中。形体肥胖,面部痤疮,体毛较重,舌质暗,苔薄白,脉沉弦。B 超提示双卵巢多囊样改变。性激素:FSH 1.61,LH 6.78,E 36,P 0.30,prl 5.63,T 0.67。

中医诊断:月经后期(脾肾阳虚,痰瘀互结)。

西医诊断:多囊卵巢综合征月经后期。

治则:补肾健脾,化瘀通络。

处方:菟丝子 16 克,茯苓 16 克,枸杞子 16 克,当归 13 克,山药 16 克,川芎 6 克,香附 6 克,巴戟天 13 克,淫羊藿 13 克,益母草 16 克,鸡血藤 30 克,白芍 16 克,甘草 6 克,泽兰 16 克,丹皮 10 克,柴胡 10 克。10 剂,水煎服,每日 1 剂,分早、晚两次餐后温服。

15 日后二诊:月经未至,面部痤疮减少,继服前方,嘱其加强运动,清淡饮食,早睡早起。原方中药加入桃仁 13 克、红花 10 克、路路通 16 克。7 剂。

15 日后三诊:阴道少许出血,面部痤疮明显减少,体重下降,精神好,乏力缓解,嘱其坚持服药。后 2 月复诊,月经自然来潮,量少,伴随症状明显改善。

按语:多囊卵巢综合征月经后期属中医"闭经""月经后期""癥瘕""崩漏"范畴,多由先天肾气不足,后天饮食失节,水湿运化失常,致使痰湿内生,痰瘀互结,冲任气血运行不畅所致。治疗上以补肾健脾,化痰活血为原则。方中菟丝子、巴戟天、淫羊藿温阳补肾;泽兰、益母草等活血利水;山药、茯苓健脾除湿,诸药合用共奏良效。多囊卵巢综合征月经后期主要表现为卵巢持续不排卵,产生以雄激素增高和胰岛素抵抗等一系列代谢综合征,临床主要表现为月经失调、痤疮、肥胖等,早期诊断和及时治疗,并纠正不良生活习惯,给予生活方式合理指导、科学锻炼、合理膳食是治疗中不可缺少的重要环节,也是体现中医"治未病"理念的具体病种之一。

第四章 常用药对

邓尔禄先生非常重视中药理论，且善用药剂。他认为医药关系密不可分，为医者不但要熟悉和掌握中药基本性能，而且要熟悉中药的相须配伍和相使配伍，而药对则是相须配伍的一种极好形式。可在临证中灵活应用，提高疗效，现将邓尔禄先生常用药对介绍如下。

一、白及与三七

白及苦、甘、涩，微寒。入肝、肺、胃经。功能收敛止血，消肿生肌。主治咯血，呕血，衄血，外伤出血，疮疡肿痛，溃疡久不收口，手足皲裂，尘肺，肺痈，肺痨等病症。入煎剂内服5～15克，研粉吞服或冲服每次2～3克，外用适量。

三七甘、微苦，温。入肝、胃经。功能祛瘀止血，活血止痛。主治吐血，咯血，便血，各种瘀滞疼痛与跌打伤痛等病症。研粉吞服，每次1～2克，每日2次。

三七活血散瘀止血，消肿止痛；白及补肺生肌，收敛止血。三七以散为主，白及以收为要。二药伍用，一散一收，相互制约，补肺生肌，行瘀止血之力增强。主治咯血，吐血，尿血，便血等症。

二、白前与百部

白前辛、甘，微温。入肺经。功能祛痰，降气。主治痰湿壅肺，咳嗽痰多，气逆喘促等病症。入煎剂内服6～9克。白前首见于《医学心悟》止嗽散，善治久咳。

百部甘、苦，微寒。入肺经。功能润肺止咳，灭虱杀虫。主治久咳不已，百日咳及肺痨咳嗽，蛲虫病及人、畜头虱、体虱等病症。百部杀虫灭虱力强，炙百部有润肺作用。入煎剂内服6～10克，外用适量。

白前清肺降气,祛痰止咳;百部润肺止咳,灭虱杀虫。白前以降为主;百部以润为最。二药伍用,一润一降,降润相合,故祛痰止咳甚效。主治感冒久咳不已,胸闷气喘,肺痨咳嗽,百日咳等病症。

三、白芍与柴胡

白芍苦、酸,微寒。入肝、脾经。功能养血敛阴,柔肝止痛,平抑肝阳。主治肝血亏虚及血虚月经不调,肝脾不和之胸胁脘腹疼痛或四肢挛急疼痛。本品酸敛肝阴,养血柔肝而止痛,常配柴胡、当归、白芍等,治疗血虚肝郁,胁肋疼痛,脾虚肝旺的腹痛泄泻,肝阳上亢之头痛眩晕,外感风寒营卫不和之汗出恶风等病症。入煎剂内服5~15克。

柴胡苦,微寒。入肝、胆经。功能和解表里,疏肝,升阳。主治感冒发热,寒热往来,胸胁胀痛,月经不调,子宫脱垂,脱肛等病症。入煎剂内服3~9克。但肝阳上亢,肝风内动,阴虚火旺及气机上逆者忌用或慎用。

白芍柔肝和血,缓急止痛,清解虚热;柴胡疏肝开郁,和解退热,升举阳气。白芍酸寒收敛,能敛津液而护营血,收阳气而泄邪热,养血以柔肝,缓急而止痛,泻肝之邪热,以补脾阴;柴胡轻清辛散,能引清阳之气从左上升,以疏调少阳之气,而理肝脾,调中宫,消痞满。二药伍用,互制其短而展其长,以白芍之酸敛制柴胡之辛散,用柴胡之辛散又佐白芍之酸敛,以引药直达少阳之经,而起清胆疏肝,和解表里,升阳敛阴,解郁止痛。主治寒热诸症肝郁气血不调,头晕,目眩,胸胁苦满,两胁胀痛或串痛,月经不调等病症。

四、半夏与旋覆花

半夏辛,温,有毒。入脾、胃经。功能燥湿化痰,消痞散结,降逆止呕。主治痰多咳嗽,胸脘痞闷,胸痹,结胸,瘿瘤,疮疡肿痛,梅核气。胃气上逆,恶心呕吐,胃不和坐卧不安等病症。入煎剂内服3~9克,外用适量。

旋覆花咸,温。入肺、肝、胃经。功能消痰,下气,软坚,行水。主治胸中痰结,胁下胀满,咳喘,呃逆,唾如胶漆,心下痞鞕,噫气不除,腹水等病症。入煎剂内服6~10克。阴虚劳嗽,风热燥咳,不可误用旋覆花。

半夏燥湿化痰,健脾和胃;旋覆花消痰行水,降逆止呕,宣肺平喘。半夏以燥为最,旋覆花以宣为佳,二药合用,一燥一宣,相互促进,和胃降逆,祛痰止咳甚妙。主治咳嗽气逆,痰湿阻滞,咳吐稀痰而吐之不易者;痰饮为患,证属支饮,症见胸闷气短,咳逆依稀不能平卧,外形如肿,或兼见头晕目眩,面色黧黑,心下痞坚等病症。

五、苍术与白术

苍术辛、苦,温。入脾、胃经。功能燥湿健脾,祛风湿,解表,明目。主治湿阻脾胃,脘腹胀满,寒湿白带,湿温病以及湿热下注,脚膝肿痛,痿软无力,风湿痹痛,肢体关节疼痛,风寒表证,夜盲,眼目昏涩等病症。入煎剂内服9~15克。

白术苦、甘,温。入脾、胃经。功能补脾燥湿,利水,止汗。主治脾胃虚弱,食少胀满,倦怠乏力,泄泻,水湿停留,痰饮,水肿,表虚自汗等病症。入煎剂内服9~15克。

苍术健脾平胃,燥湿化浊,升阳散邪;白术健脾燥湿,益气生血,和中安胎。苍术苦温辛烈,燥湿力胜,散多于补,偏于平胃燥湿;白术甘温性缓,健脾力强,补多于散,善于补脾益气。二药伍用,一散一补,一胃一脾,则中焦得健。脾胃纳运如常,水湿得以运化,不能聚而为患,入则康复无恙。主治脾胃不和,纳运无常的消化不良,食欲缺乏,恶心呕吐;湿阻中焦,气机不利的胸脘满闷;湿气下注,水走肠间的腹胀,肠鸣,泄泻。

六、苍术与黄柏

苍术辛、苦,温。入脾、胃经。功能燥湿健脾,祛风湿,解表,明目。主治湿阻脾胃,脘腹胀满,寒湿白带,湿温病以及湿热下注,脚膝肿痛,痿软无力,风湿痹痛,肢体关节疼痛,风寒表证,夜盲,眼目昏涩等病症。入煎剂内服9~15克。

黄柏苦,寒。入肾、膀胱、大肠经。功能清热燥湿,泻火解毒,清虚热。主治湿热泻痢,湿热黄疸,小便淋沥涩痛,赤白带下,阴部肿痛,足膝肿痛,痿软无力,热毒疮疡,湿疹,阴虚发热,或梦遗滑精等病症。入煎剂内服3~9克,外用适量。

苍术辛燥温烈,可升可降,功善祛风胜湿,健脾止泻;黄柏苦寒沉降,能清热燥湿,泻火解毒,善清下焦湿热。二药合参,一温一降,相互制约,相互为用,并走于下,清热燥湿,消肿止痛,除湿止带的力量增强。苍术、黄柏相配作为一首方剂使用,名叫二妙散,出自《丹溪心法》,主治湿热下注,筋骨疼痛,下肢痿软,湿疮,小便淋浊,女子带下,以及风湿关节炎、结节性红斑等病症。

七、柴胡与黄芩

柴胡苦,微寒。入肝,胆经。功能和解表里,疏肝,升阳。主治感冒发热,寒热往来,胸胁胀痛,月经不调,子宫脱垂,脱肛等病症。入煎剂内服3～9克。但肝阳上亢,肝风内动,阴虚火旺及气机上逆者。忌用或慎用。

黄芩苦,寒。入心、肺、胆、大肠及小肠经。功能清热燥湿,止血,安胎。主治壮热烦渴,肺热咳嗽,湿热下痢,胎动不安,目赤肿痛,痈肿疔疮,吐、衄、崩、漏等血热妄行诸症。入煎剂内服3～9克。

柴胡苦平,疏肝开郁,和解退热,升举阳气;黄芩苦寒,清热燥湿,泻火解毒,止血安胎。柴胡泻半表半里之外邪,黄芩泻半表半里之里邪。柴胡升清阳,黄芩降浊火。二药相合,升清降浊,调和表里,和解少阳,清少阳之邪热最强。柴胡长于开郁,黄芩善于泻热。两药相互为用,既可调肝胆之气机,又可清泄内蕴之湿热。主治外感病,邪传少阳的口苦,咽干,目眩,寒热往来,胸胁苦满,心烦喜呕,食欲缺乏,疟疾等病症。

八、丹参与牡丹皮

丹参苦,微寒。入心、心包、肝经。功能活血祛瘀,凉血清心,养血安神。主治胸胁肋痛,风湿痹痛,癥瘕结块,疮疡肿痛,跌仆伤痛,月经不调,经闭,痛经,产后瘀痛,温病热入营血,身发斑疹,神昏烦躁,心悸,怔忡,失眠等病症。入煎剂内服10～30克。

牡丹皮辛、苦,微寒。入心、肝、肾经。功能清热凉血,活血散瘀。主治温热病,热入营血,高热,舌绛,身发斑疹,血热妄行,吐血,衄血,尿血,以及阴虚发热,经闭,跌扑损伤,疮痈肿毒,肠痈等病症。入煎剂内服6～9克。

丹参活血化瘀,祛瘀生新,消肿止痛,养血安神;丹皮清热凉血,活血散瘀,通络止痛,清肝降压。丹皮长于凉血散瘀,清透阴分伏火;丹参善于活血化瘀,祛瘀而生新血。二药伍用,凉血活血,祛瘀生新,清透邪热之力增强。主治风热入于血分的斑疹热毒、吐血、衄血、便血、风疹、痒疹、皮下出血;妇人血热瘀滞的月经不调、经闭痛经、腹中包块、产后瘀滞、少腹疼痛等症;阴虚发热的低热不退者,以及热痹的关节红肿热痛等病症。

九、丹参与三七

丹参苦,微寒。入心、心包、肝经。功能活血祛瘀,凉血清心,养血安神。主治胸胁肋痛,风湿痹痛,癥瘕结块,疮疡肿痛,跌仆伤痛,月经不调,经闭,痛经,产后瘀痛,温病热入营血,身发斑疹,神昏烦躁,心悸,怔忡,失眠等病症。入煎剂内服10～30克。

三七甘、微苦,温。入肝、胃经。功能祛瘀止血,活血止痛。主治吐血,衄血,便血,以及各种瘀滞疼痛与跌打伤痛等病症。研粉吞服,每次1～2克,每日2次。

丹参止血化瘀,祛瘀生新;三七祛瘀止血,消肿定痛。二药伍用,活血化瘀、祛瘀生新、强心通络止痛之力增强。主治冠心病、心绞痛等病症。

十、当归与肉苁蓉

当归甘、辛,温。入肝、心、脾经。功能补血调经,润肠通便,活血止痛。主治月经不调,痛经,经闭,崩漏,血虚体弱,跌打损伤瘀痛,痈肿血滞疼痛,产后瘀滞腹痛,风湿痹痛,经络不利,血虚肠燥便秘等病症。当归身功能补血;当归尾功能破血祛瘀;全当归活血和血;当归放置日久而走油的谓油当归,养血润肠通便见长。入煎剂内服10～15克。《傅氏女科》生化汤,以当归配川芎、桃仁、黑姜、炙草,主治产后恶露不行,少腹疼痛。

肉苁蓉甘、咸,温。入肾、大肠经。功能补肾助阳,润肠通便。主治肾虚阳痿,遗精早泄及腰膝冷痛,筋骨痿弱,肠燥便秘等病症。入煎剂内服10～30克。《证治准绳》肉苁蓉丸,以肉苁蓉配熟地黄、淮山药、五味子、菟丝子,主治肾虚小便频数。

当归质润多油,养血润燥,润肠通便;肉苁蓉温而不燥,补而不峻,偏于温润,滋肾润燥,滑肠通便。二药伍用,养血润燥滑肠通便之力增强。主治温热病后期,津液亏损所致的肠燥便秘,以及年老体弱、产后津液不足所致的血虚肠燥,大便秘结等病症。

十一、丁香与柿蒂

丁香辛,温。入肺、胃、脾、肾经。功能降气止呃,温中散寒,温肾助阳,消肿止痛。主治呃逆,呕吐,脘腹疼痛,肾阳不足,阳痿脚弱,寒湿带下,阴疽,跌打损伤等病症。入煎剂内服3~5克。《症因脉治》丁香柿蒂汤,以丁香配柿蒂、人参、生姜,主治久病呃逆,因于寒者。

柿蒂苦,平。入胃经。功能降气止呕。主治呃逆。主治疗胃寒呃逆,常配合丁香使用。入煎剂内服5~10克。《济生方》柿蒂散,以柿蒂配丁香、生姜,主治胸满呃逆不止。

丁香辛温,温中降逆;柿蒂苦涩,降气止呕。丁香以升散为主,柿蒂以涩敛为要。二药伍用,一散一敛,一升一降,相互制约,相互为用,温中散寒,和胃降逆,止呃逆甚妙。主治寒热错杂的脾胃虚寒,胃气上逆的呕吐等病症。

十二、杜仲与续断

杜仲甘,温。入肝、肾经。功能补肝肾,强筋骨,安胎。主治肝肾不足,腰膝酸痛,乏力,眩晕,阳痿,小便频数,孕妇体虚,胎元不固,腰酸胎动等病症。入煎剂内服6~15克。

续断苦,微温。入肝、肾经。功能补肝肾,强筋骨,续伤折,治崩漏。主治肝肾不足,腰膝酸痛,脚软乏力,筋骨折伤,妇女经水过多妊娠胎动漏血等病症。入煎剂内服6~15克。

杜仲补肝肾,强筋骨,善走经络关节;续断补肝肾,强筋骨,可通筋节气血。二药伍用,其功益彰,补肝肾、壮筋骨、通血脉、调冲任、止崩漏之力增强。主治肝肾不足的腰酸、腰痛、下肢软弱无力;风寒湿痹的腰膝疼痛;妇女冲任不固,崩漏下血,胎动不安,腰痛欲坠。杜仲、续断相配作为一首方剂使用,名杜仲丸,出自《证治准绳》,主治妊娠胎动,腰痛欲堕。

十三、葛根与升麻

葛根甘、辛,凉。入脾、胃经。功能解肌退热,生津,透疹,升阳止泻。主治外感发热头痛,项背强痛,口渴,消渴,麻疹不透,热痢,泄泻,高血压颈项强痛。入煎剂内服9~15克。其性凉,易于动呕,胃寒者当慎用。

升麻辛、微甘、微寒。入肺、脾、胃、大肠经。功能发表透疹,清热解毒,升举阳气。主治风热头痛,齿痛,口疮,咽喉肿痛,麻疹不透,阳毒发斑;脱肛,子宫脱垂。入煎剂内服3~9克。发表透疹、清热解毒宜生用,升阳举陷宜炙用。麻疹已透,阴虚火旺,以及阴虚阳亢者,均当忌用升麻。

葛根升举阳气,发表透疹,清热解毒;升麻解肌退热,疏表透疹。葛根轻扬升散,故可解肌透疹;升麻轻浮上升,亦可透疹解毒。二药伍用,通行肌表内外,可升阳散邪,透发疹毒。主治斑疹初现的头痛发热或麻疹初起的发热,疹出不畅。

十四、桂枝与白芍

桂枝辛、甘,温。入心、肺、膀胱经。功能发汗解肌,温经通脉,助阳化气,散寒止痛,平冲降气。主治风寒表证,寒湿痹痛,四肢厥冷,经闭痛经,癥瘕结块,胸痹心痛,心悸怔忡,痰饮水肿,小便不利;脘腹冷痛,脘痞奔豚等病症。入煎剂内服3~9克。

白芍苦、酸,微寒。入肝、脾经。功能养血敛阴,柔肝止痛,平抑肝阳。主治肝血亏虚及血虚月经不调;肝脾不和之胸胁脘腹疼痛或四肢挛急疼痛;肝阳上亢之头痛眩晕;外感风寒,营卫不和之汗出恶风等病症。入煎剂内服5~15克。

白芍和营敛阴,桂枝和营解肌,二药合用,发汗之中有敛汗,和营之内有调卫。白芍养血敛阴不滞邪,桂枝和营解肌不伤阴,二药相合,一收一散,一寒一温,相互制约,有调营卫、和气血、启发心阳、益阴止汗之功。

十五、海浮石与海金沙

海浮石咸,寒。入肺、肾经。功能清肺火,化痰,软坚,通淋。主治痰热喘嗽,老痰积块,瘰疬,淋病,疝气,疮肿,目翳。入煎剂内服9~15克。虚寒咳嗽者,忌服。

海金沙甘、咸,寒。入膀胱、小肠经。功能利尿通淋止痛。主治淋证。本品其性下降,善清小肠、膀胱湿热,尤善止尿道疼痛,为治诸淋涩痛之要药。《泉州本草》治热淋急病,以本品为末,甘草汤送服;治血淋,以本品为末,新汲水或砂糖水送服。治石淋,同鸡内金、金钱草等配伍;治膏淋,与滑石、麦冬、甘草同用,如海金沙散。本品又能利水消肿,治疗水肿,多与泽泻、猪苓、防己、木通等配伍,加强利尿作用。入煎剂内服6~15克,宜包煎。肾阴亏虚者慎服。海浮石清肺化痰,软坚散结,化石通淋;海金沙利尿通淋。海浮石入于肺经,清肃水之上源,而通利水道;海金沙入于小肠,分利小肠、膀胱之湿热,而通利水道。二药合用,主治湿热下注所致的小便淋沥不畅,尿道灼热疼痛等病症。对石淋、膏淋、热淋也有很好的治疗作用。

十六、海浮石与旋覆花

海浮石咸,寒。入肺、肾经。功能清肺化痰,软坚散结,利尿通淋。主治痰热喘嗽,老痰积块,瘿瘤,瘰疬,淋证,疝气,疮肿,目翳。入煎剂内服9~15克。虚寒咳嗽者,忌服。

旋覆花咸,温。入肺、肝、胃经。功能消痰下气,软坚散结,行水消肿。主治胸中痰结,胁下胀满,咳喘,呃逆,唾如胶漆,心下痞鞕,噫气不除,大腹水肿等病症。入煎剂内服6~10克。阴虚劳嗽,风热燥咳,不可误用旋覆花。

海浮石清肺降火,润肺化痰,以化为主;旋覆花辛温开肺,消痰下气,以宣为重。二药合用,一化一宣,痰可祛,嗽可宁。主治痰热咳嗽,痰吐不止,以及胸闷不舒等病症。

十七、海藻与昆布

海藻苦、咸,寒。入肺、脾、肾经。功能软坚,消痰,利水,泄热。主治瘿瘤,积聚,脚气,睾丸肿痛。入煎剂内服6~2克;或入丸、散。脾胃虚寒蕴湿者,忌服。

昆布咸,寒。归肝、肾经。功能消痰软坚,利水消肿。主治瘿瘤积聚,水肿,脚气,睾丸肿痛。入煎剂内服6～12克。

海藻咸寒,软坚散结,清肺消痰,泄热利水;昆布咸寒,清热利水,软坚散结,破积消瘰。二药同为咸寒之品,参合为用,其功益彰,消痰破积,软坚散结,消瘰化瘤之力增强。主治疬,痰核,瘿瘤,血管硬化症,中风半身不遂,乳腺增生,子宫肌瘤,卵巢癌,结核性输卵管炎,胃肠道癌肿等病症。

十八、滑石与甘草

滑石甘、淡,寒。入胃、膀胱经。功能清热,渗湿,利窍。主治暑热烦渴,小便不利,水泻,热痢,淋病,黄疸,水肿,衄血,脚气,皮肤湿烂。入煎剂内服10～20克(布包);外用入丸、散适量。脾虚气弱、精滑及热病津伤者,忌服;孕妇慎服。

甘草甘,平,生品微凉,炙品微温,无毒。入心、脾、胃、肺经。功能益气补中,缓急止痛,化痰止咳,清热解毒,调和诸药。炙用,治脾胃虚弱,食少纳呆,腹痛便溏,劳倦发热,肺痿咳嗽,心悸气短;生用,治咽喉肿痛,痈疽疮疡,解药食之毒。入煎剂内服6～12克。

滑石脂体滑利窍,上能清水源,下可通水道,荡涤六腑之邪热,使之从小便而出;甘草泻火解毒,缓和药性。以甘草之甘缓,制滑石之寒滑;又以滑石之寒滑,制甘草之甘滞。二药伍用,名曰六一散,亦名天水散。本方除清暑热之外,又长于渗湿利尿,通利膀胱,使湿热之邪下渗泄,故又能利水通淋。主治夏日中暑,表里俱热,烦躁口渴,小便不利,或呕吐,腹泻,淋浊,石淋。

十九、黄芪与防风

黄芪甘,温。入肺、脾经。功能补气固表,利尿消肿,托毒排脓,敛疮生肌。主治气虚乏力,食少便溏,中气下陷,久泻脱肛,便血崩漏,表虚自汗,气虚水肿,痈疽难溃,久溃不敛,血虚萎黄,内热消渴,以及慢性肾炎蛋白尿,糖尿病等病症。炙黄芪益气补中,生用固表托疮。入煎剂内服9～30克。表实邪盛,气滞湿阻,食积停滞,痈疽初起或溃后热毒尚盛等实证,以及阴虚阳亢者,均须禁服黄芪。

防风辛、甘,微温。入膀胱、肝、脾经。功能祛风解表,胜湿止痛,止痉。

主治外感风寒,头痛,目眩,项强,风寒湿痹,骨节酸痛,四肢挛急,破伤风,风疹瘙痒等病症。入煎剂内服5~10克,或入丸、散;外用适量,煎水熏洗。一般生用,止泻炒用,止血炒炭用。血虚痉急或头痛不因风邪者,忌服。

黄芪补气升阳,固表止汗,利水消肿;防风祛风解表,胜湿解痉止泻止血。黄芪甘温补气,固表扶正;防风辛散祛风,解表驱邪。二药合用,防风辛散温通,可使黄芪补气之功达于周身,黄芪借防风疏散之力而不敛邪,防风助黄芪固表面不散泄。散中寓补,补中兼疏,动静结合,相辅相成,固表止汗。主治表虚自汗,四肢酸楚,虚热感冒等病症。

二十、藿香与佩兰

藿香辛,微温。入脾、胃、肺经。功能芳香化浊,开胃止呕,发表解暑。主治湿浊中阻,胃脘呕吐,暑湿倦怠,胸闷不舒寒湿闭阻,腹痛吐泻,鼻渊头痛,疟疾,口臭等病症。入煎剂内服3~9克。

佩兰辛,平。入脾、胃、肺经。功能解暑化湿,辟秽和中。主治感受暑湿,寒热头痛,湿热内蕴,脘痞不饥,恶心呕吐,口中甜腻等病症。入煎剂内服6~9克。

藿香、佩兰皆有解暑发表之功,主治暑月形寒饮冷,脘腹痞闷吐泻等症。然藿香善于理气止呕,为治湿郁气滞呕逆之要药;佩兰芳香性平,长于去陈腐,辟秽浊,为治脾湿口甜口臭之良药。藿香芳香而不猛烈,温煦而不燥热,既能散表邪,又能化利湿,取其鲜品,多用于夏秋之季,以增强醒脾和胃,辟恶止呕和解暑之力;佩兰气味芳香,既能发散暑邪,又能宣化湿浊而定痛,取其鲜品,药力更强。二药合用,芳香化浊,清热祛暑,和胃止呕,醒脾增食。主治夏日受暑,头昏,头胀,胸闷,脘痞,恶心,呕吐,腹痛,腹泻等病症。

二十一、鸡内金与丹参

鸡内金甘,平。入脾,胃,小肠,膀胱经。功能消食积,化结石,止遗尿。主治食积不化,脘腹胀满,小儿疳积,胆结石,尿路结石,遗精遗尿,口疮等病症。入煎剂内服10~15克,研粉吞服每次3~5克。《医学衷中参西录》益脾饼,以鸡内金配白术、干姜、大枣,主治脾虚泄泻。

丹参苦,微寒。入心、心包、肝经。功能活血祛瘀,凉血清心,养血安神。主治胸胁疼痛,风湿痹痛,癥瘕结块,疮疡肿痛,跌仆伤痛,月经不调,经闭痛经,产后瘀痛,温病热入营血,身发斑疹,神昏烦躁,心悸,怔忡,失眠等病症。入煎剂内服10~15克。

鸡内金甘平,生发胃气,健脾消食,固摄缩尿,养胃阴,生胃津,化结石,消瘀积;丹参活血化瘀,祛瘀生新,消肿止痛,养血安神。鸡内金以化积为主,丹参以祛瘀为要,二药伍用,祛瘀生新,散结化积,开胃口,增食欲,止疼痛之力增强。主治胃和十二指肠球部溃疡属于胃阴受损,舌红少苔,唇红口干,食欲缺乏,胃脘疼痛者;热性病后期,津液耗竭,胃阴不足的嗳气,吞酸,胃口不开,舌红少苔者;各种癌肿放疗、化疗之后胃阴受损者。

二十二、鸡内金与麦芽

鸡内金甘,平。入脾、胃、小肠、膀胱经。功能消食积,化结石,止遗尿。主治食积不化,脘腹胀满,小儿疳积,胆结石,尿路结石,遗精遗尿,口疮等病症。入煎剂内服10~15克,研粉吞服每次3~5克。

麦芽咸,平。入脾、胃经。功能消食和中,回乳。主治食积不化脘闷腹胀,脾胃虚弱,食欲缺乏,以及妇女断乳后及乳汁郁积引起的乳房胀痛等病症。入煎剂内服10~30克。

鸡内金生发胃气,健脾消食;麦芽疏肝解郁,启脾开胃。二药合用,启脾之力倍增,以生发胃气,疏肝理气,可使胃口开,食欲增。主治久病之后,脾胃虚弱,消化不良,食欲缺乏等病症。

二十三、僵蚕与地龙

僵蚕咸、辛,平。入肝、肺、胃经。功能祛风定惊,化痰散结。主治惊痫抽搐,风中经络,口眼歪斜,风热头痛,目赤肿痛,咽干咽痛,风疹瘙痒,瘰疬痰核等病症。入煎剂内服5~9克;研末吞服,每次1~1.5克。散风热宜生用,其他多制用。

地龙咸,寒。入肝、脾、膀胱经。功能清热定惊,通络,平喘,利尿。主治高热惊痫,癫狂,气虚血滞的半身不遂,痹证,肺热哮喘,小便不利,尿闭不通等病症。入煎剂干品4.5～9克,鲜品10～20克;研末吞服,每次1～2克;外用适量。

僵蚕辛咸,气味俱薄,升多降少,息风解痉,散风止痛,化痰散结;地龙咸寒,以下行为主,清热息风,通络止痉。二药合用,一升一降,升降协和,息风解痉,舒展神经,通络止痛之力增强。主治风痰为患,络道瘀滞,头痛久治不愈,高热惊风,抽搐,口眼歪斜,三叉神经痛等病症。

二十四、金银花与连翘

金银花甘,寒。入肺、心、胃经。功能清热解毒,凉散风热。主治痈肿疔疮,喉痹,丹毒,热血毒痢,风热感冒,温病发热等病症。入煎剂内服6～15克。

连翘苦,微寒。入肺、心、小肠经。功能清热解毒,消肿散结。主治痈疽,瘰疬,乳痈,丹毒,风热感冒,温病初起,温热入营,高热烦渴,神昏发斑,热淋尿闭等病症。入煎剂内服6～15克。

银花与连翘均有良好的清热解毒作用,既能透热达表,又能清里热,解疮毒,故在临床上两药经常同用。但银花尚能凉血止痢;连翘又能清心热,散结消瘰。银花质体轻扬,气味芳香,既能清气分之热,又能解血分之毒;连翘轻清上浮,善走上焦,以泻心火,破血结,散气聚,消痈肿。二药伍用,并走于上,轻清升浮宣散,清气凉血,清热解毒之力增强。二药参合,还能疏通气血,宣导十二经脉气滞血凝,以消肿散结止痛。主治风热感冒,温病初起表证未解,里热又盛,风热所致头痛,目痛,牙痛,鼻渊,咽喉肿痛,风热痒疹,流脑,乳痈,疮痈肿毒等病症。

二十五、荆芥与防风

荆芥辛,微温。入肺、肝经。功能解表散风,透疹,消疮,止血。主治外感表证,麻疹不透,风疹瘙痒,疮疡初起兼有表证者;吐血,衄血,便血,崩漏等多种出血等病症。发表透疹消疮宜生用;止血宜炒用。荆穗更长于祛风。表虚自汗,阴虚头痛忌服。入煎剂内服6～10克,不宜久煎。

防风味辛,甘,性微温。归膀胱,肝,脾经。功能祛风解表,胜湿止痛,止痉。主治外感风寒,头痛,目眩,项强,风寒湿痹,骨节酸痛,四肢挛急,破伤风,风疹瘙痒等病症。入煎剂内服5～10克,或入丸、散;外用适量,煎水熏洗。一般生用,止泻炒用,止血炒炭用。血虚痉急或头痛不因风邪者,忌服。

荆芥芳香而散,气味轻扬,性温而不燥,以辛为用,以散为功,偏于发散上焦风寒,炒黑入药,又入于血分,可发散血分郁热。防风气味俱升,性温而润,善走上焦,以治上焦之风邪,又能走气分,偏于祛周身之风,且能胜湿。二药伍用,相辅相成,并走于上,发散风寒,祛风胜湿之力增强。荆芥配防风,有祛风解表作用。用于感冒头痛,身痛恶风,风疹瘙痒。主治四时感冒,发热恶寒,无汗,鼻塞,声重,头身疼痛,风疹,皮肤瘙痒症,疮疡初起兼见表证者,便血,月经过多,泄泻,痢疾等病症。

二十六、龙骨与牡蛎

龙骨甘、涩,平。入心、肝、肾经。功能重镇安神,平降肝阳,收敛固涩,敛疮生肌。主治神志不安,失眠,惊痫,癫狂,虚阳亡越,头晕目眩,遗精,崩漏,虚汗,泄泻,带下等病症。入煎剂内服15～30克。

牡蛎咸、涩,微寒。入肝、胆、肾经。功能重镇安神,平肝潜阳,收敛固涩,软坚散结,制酸止痛。主治神志不安,心悸,怔忡,失眠,肝阳上亢的头晕目眩,以及肝风内动的惊痫,四肢抽搐,遗精,崩漏,泄泻,带下,瘰疬,瘿瘤,胃痛泛酸等病症。入煎剂内服15～30克。

牡蛎与龙骨的功用相近,生用重镇平肝,煅用收敛固涩。但龙骨重镇安神,功胜牡蛎;而牡蛎的特点又能软坚散结。龙骨质体重坠,为化石之属,功专平肝潜阳,镇静安神,敛汗固精,止血涩肠,生肌敛疮;牡蛎质体沉重,为贝壳之类,功善敛阴潜阳,涩精止汗,止带,化痰,软坚。二药合用,相互促进,益阴潜阳,镇静安神,软坚散结,涩精止血、止带之力极大增强。龙骨益阴之中能潜上越之浮阳,牡蛎益阴之中能摄下陷之沉阳。主治阴虚阳亢,以致心神不宁,烦躁不安,心悸,怔忡,失眠,健忘,头晕,目眩,耳鸣等病症;原发性高血压病,证属阴虚阳亢,肝阳上扰者;小便不禁,遗精,滑精,崩漏,带下等病症;胁下胀痛等病症;咳血、吐血久治不愈者。

二十七、牛蒡子与连翘

牛蒡子辛、苦,寒。入肺、胃经。功能疏散风热,宣肺透疹,解毒利咽。主治风热感冒,咳嗽痰多,麻疹,风疹,咽喉肿痛,痄腮,丹毒,痈肿疮毒等病症。入煎剂内服6～12克。本品能滑肠,气虚便溏者忌用。

连翘苦,微寒。入肺、心、小肠经。功能清热解毒,消肿散结。主治痈疽,瘰疬,乳痈,丹毒,风热感冒,温病初起温热入营,高热烦渴,神昏发斑,热淋尿闭等病症。入煎剂内服6～15克。

牛蒡子疏散风热,清热解毒,清咽消肿;连翘清热解毒,消痈散结。二药合用,并走于上,清热解毒,消炎止痛,祛风止痒,宣透疹毒之力增强。主治热聚上焦,以致口舌生疮,牙龈肿痛,咽喉肿痛,痈肿疮疡,风热痒疹,斑疹等病症。

二十八、女贞子与旱莲草

女贞子甘、苦,平。入肝、肾经。功能补肾滋阴,养肝明目。主治肝肾不足,头晕耳鸣,两目昏糊,头发早白等病症。入煎剂内服6～15克。本品多用易致滑肠,如脾胃虚寒泄泻者,不宜应用。

旱莲草甘、酸,寒。入肝、肾经。功能养阴益肾,凉血止血。主治肝肾阴亏,头晕,目眩,头发早白,以及阴虚血热的各种出血,如咯血吐血、尿血、便血以及崩漏等病症。入煎剂内服6～15克。

女贞子滋阴补肾,养肝明目,强健筋骨,乌须黑发;旱莲草养肝益肾,凉血止血,乌须黑发。二药均入肝肾两经,相须为用,相互促进补肝肾,强筋骨,清虚热,疗失眠,凉血止血,乌须黑发之力增强。主治肝肾不足,体虚有热诸症;肝肾阴亏,血不上荣,以致头晕,目眩,失眠,健忘,腿软无力等病症;头发早白,证属肝肾不足者;阴虚火旺,迫血妄行,证见鼻衄,齿衄,咯血,吐血,尿血,便血,崩漏等病症。女贞子、旱莲草两味药物相配,名叫二至丸,出自《证治准绳》,为治肝肾阴虚之良方。

二十九、芡实与金樱子

芡实甘、涩,平。入脾、肾经。功能益肾固精,健脾止泻,祛湿止带。主治肾虚精关不固,梦遗滑精,小便失禁,脾虚不运,腹泻不止,妇女白带等病症。入煎剂内服 10～30 克。

金樱子酸,平。入肾、大肠经。功能涩精,缩尿,涩肠止泻。主治肾虚滑精,遗精,遗尿,小便频数及带下,脾虚久泻,子宫脱垂等病症。入煎剂内服 10～15 克。

金樱子气味俱降,酸涩收敛,专涩精气,止小便遗泄;芡实生于水中,健脾利湿之力功著,又善益肾固精止带之功。二药合用,相得益彰,益肾固精,补脾止泻,缩小便,止带下力量增强。主治脾肾两虚的慢性泄泻,肾气不固的男子遗精和女子赤白带下。芡实、金樱子两味药物相配,名叫水陆二仙丹,出自《洪氏集验方》,专为主治遗精而设。

三十、羌活与独活

羌活辛、苦,温。入膀胱、肾经。功能祛风解表,除湿止痛。主治感冒风寒,发热恶寒,风湿痹痛,头痛身痛等病症。入煎剂内服 6～9 克。但本品气味浓烈,用量过多可致呕吐。

独活辛、微苦,温。入肝、肾、膀胱经。功能祛除风湿,散寒解表。主治风湿痹痛,风寒表证兼有湿邪者。《本草正义》:气味雄烈,芳香四溢,故能宣通百脉,调和经络,通筋骨而利机关,凡寒湿之痹于肌肉,着于关节者,非利用此气雄味烈之味,不能直达于经脉骨节之间,故为风痹痿软诸大证必不可少之药。入煎剂内服 6～9 克。

羌活与独活均能祛风、解表、除湿,但羌活解表力佳,善治上半身痹痛,为止头痛要药;独活则解表力缓,善治下半身痹痛。羌活行上焦而理上,长于祛风寒,能直上巅顶,横行肢臂,治游风头痛、风湿关节疼痛等症;独活行下焦而理下,长于祛风湿,能通行气血,疏导腰膝下行腿足,治伏风头痛、腰腿膝足湿痹等症。二药合用,祛风、解表、除湿之力尤宏,主治风痹为患,周身串痛、项背紧急、疼痛等症;外感风寒,以致发热恶寒、项背拘急、疼痛、头痛、关节疼痛等症者;历节风。

三十一、秦艽与海桐皮

秦艽苦、辛,平。入胃、肝、胆经。功能祛风除湿,退黄清热。主治风湿痹痛,湿热黄疸,骨蒸潮热等病症。入煎剂内服6～9克。

海桐皮辛、苦,平。入肝、肾经。功能除湿利痹,清热化湿,通络止痛。主治风湿痹痛,湿热下注,脚膝疼痛,疥癣等病症。入煎剂内服6～9克;外用适量。

海桐皮祛风除湿,通络止痛;秦艽祛风湿,退虚热,通络道,疏筋骨。海桐皮入药用皮,偏治上半身疼痛;秦艽入药为根,偏治下半身疼痛。二药合用,直通上下,通行十二经脉,祛风除湿,通络止痛之功大增。主治风湿为患,络道经气痹阻,气血循环不畅所致的腰膝关节疼痛,周身肌肉酸痛,肢体急不遂等症;也可治疗小儿麻痹后遗症。

三十二、青蒿与鳖甲

青蒿苦、辛,寒。入肝、胆经。功能清热解暑,除蒸,截疟。主治暑邪发热,阴虚发热,夜热早凉,骨蒸劳热,疟疾寒热,湿热黄疸等病症。内服煎汤6～15克,治疟疾可用20～40克,不宜久煎;鲜品用量加倍,水浸绞汁饮;或入丸、散。外用适量,研末调敷;或鲜品捣敷;或煎水外洗。产后血虚、内寒及饮食停滞泄泻的患者慎用。

鳖甲咸,微寒。入肝、肾经。功能滋肾潜阳,软坚散结,退热除蒸。主治阴虚发热,骨蒸劳热,虚风内动,久疟疟母,胁下坚硬,腰膝酸痛,经闭癥瘕等病症。入煎剂内服10～20克。虚而无热者,忌用。

青蒿气味芬芳,性寒而不伤胃,既能达标透发肌间郁热,以清热祛暑;又能入里升发舒脾,泻热杀虫。鳖甲为介虫之类,咸寒属阴,功在滋阴潜阳,软坚散结,清骨间邪热。二药合用,相互促进,清虚热、退伏邪之力增强。主治阴虚发热、骨蒸潮热、盗汗、干咳等病症;疟疾兼见发热、脾大者;温热病恢复期,邪热伤阴,阴分余热未清所致的暮热早凉、口干少津、舌红少苔等病症;原因不明的低热。

三十三、全蝎与钩藤

全蝎辛,平,有毒。入肝经。功能息风解痉,祛风止痛,解毒散结。主治惊痫抽搐,破伤风,头痛,风湿痹痛,疮疡肿痛等病症。研末吞服每次0.5～1

克。本品有毒，用量不可过大。

钩藤甘，微寒。入肝、心包经。功能清热平肝，息风镇痉。主治肝火头胀，头痛，及肝阳上亢，头晕目眩，热病高热，肝风内动，惊痫抽搐及妇女子痫等病症。入煎剂内服 6～12 克。

全蝎入肝经息风止痉，通络止痛，解毒散结；钩藤入心肝清热平肝，息风止痉。二药合用，心肝同治，相互促进，息风止痉，通络止痛作用增强。主治顽固性头痛，口眼歪斜，三叉神经痛，以及高血压、动脉硬化所致的头痛。

三十四、肉豆蔻与补骨脂

肉豆蔻辛，温。入脾、胃、大肠经。功能涩肠止泻，温中行气。主治久泻不止，脘腹冷痛等病症。入煎剂内服 10～15 克。《百一选方》肉豆蔻丸，以肉豆蔻配木香、大枣，主治久泻不止，气滞胀痛。

补骨脂辛、苦，大温。入脾、肾经。功能补肾助阳。主治下元虚冷，阳痿，遗精，早泄，腰膝酸痛，小便频数，遗尿，虚冷泄泻，虚喘等病症。入煎剂内服 10～15 克。

肉豆蔻温中散寒，行气消胀，收敛涩肠止泻；补骨脂补肾壮阳，健脾止泻，固精缩尿止遗。肉豆蔻以补脾为主，补骨脂以补肾为主。二药合用，一脾一肾，脾肾双补。补肾阳，温下元，以除下焦阴寒；温中土，运脾阳，以除中焦湿困。主治脾肾阳虚，腹部冷痛，五更泄泻，肠鸣欲泻，泻后则安等病症。补骨脂、肉豆蔻两味药组成的方剂名谓二神丸，出自《本事方》，主治脾肾阳虚，五更泄泻。

三十五、肉桂与黄连

肉桂辛、甘，大热。入肾、脾、心、肝经。功能补火助阳，散寒止痛，温经通脉，引火归源。主治阳痿，宫冷，腹痛，寒疝，腰痛，胸痹，阴疽，闭经，痛经等病症。入煎剂内服 1～4.5 克，宜后下或焗服；研末冲服，每次 1～2 克。阴虚火旺，里有实热，血热妄行出血及孕妇，忌用。

黄连苦，寒。入心、肝、胃、大肠经。功能清热泻火，燥湿解毒。主治热病邪入心经之高热，烦躁，谵妄或热盛迫血妄行之吐衄；湿热脘痞，泄泻；心火亢盛之心烦失眠;胃热呕吐或消谷善饥;肝火目赤肿痛,以及热毒疮疡,疔毒走黄,牙龈肿痛,口舌生疮,聍耳,阴肿,内痔出血,湿疹,烫伤等病症。内服入煎剂 1.5～3 克;研末吞服每次 0.3～0.6 克,或入丸、散;外用适量,研末调敷或煎水洗,或熬膏,或浸汁用。胃虚呕恶,脾虚泄泻,五更肾泻,均应慎服。

　　肉桂温营血,通血脉,散寒凝;黄连清里热,泻火毒,燥内湿。肉桂温热,擅长和血气,补命火;黄连苦寒,善于清心热,泻心火。二药合用,寒热并用,相辅相成,泻南补北,交通心肾。主治心肾不交之失眠诸症。

三十六、三棱与莪术

　　三棱苦,平。入肝、脾经。功能祛瘀通经破结,行气消积。主治血滞经闭,癥瘕结块,食积停滞,脘腹胀痛等病症。入煎剂内服 3～9 克。月经过多与孕妇,忌用。

　　莪术苦、辛,温。入肝、脾经。功能祛瘀通经破结,行气消积。主治血滞经闭,癥瘕结块,食积停滞,脘腹胀痛等病症。入煎剂内服 3～9 克。月经过多与孕妇,忌用。

　　莪术与三棱皆能破血祛瘀,行气消积。三棱苦平辛散,入于肝脾血分,为血中气药,长于破血中之气,以破血通经;莪术苦辛温香,入于肝脾气分,为气中血药,善破气中之血,以破气消积。二药合用,气血同治,活血化瘀,行气止痛,化积消块之力大增。主治血瘀经闭,行经腹痛,产后腹痛,恶露不下,腹中包块,肝脾肿大,食积腹痛,癌肿诸症。

三十七、桑白皮与地骨皮

　　桑白皮甘,寒。入肺经。功能泻肺平喘,行水消肿。主治肺热咳嗽,喘逆痰多,面目浮肿,小便不利等病症。入煎剂内服 10～15 克。

　　地骨皮甘、淡,寒。入肺、肾经。功能清热凉血,清退虚热。主治肺热咳嗽气喘,阴虚发热,以及血热妄行的痰中夹血、吐血、衄血、尿血等病症。入煎剂内服 9～15 克。

　　桑白皮入肺中气分,泻肺中邪热,以泻肺平喘,利水消肿;地骨皮入走血分,清肺中伏火,清热凉血,补阴除蒸。桑白皮以清气分之邪热为主,地骨皮以清血分之邪热为要。二药合用,一气一血,气血双清,清肺热,泻肺火,散瘀血,泻肺气,去痰嗽,平喘逆之力增强。主治肺热咳嗽,气逆作喘,痰吐黏稠,身热口渴等病症;风湿咳嗽,午后发热,或低热不退者;水肿,以面目肿甚,小便不利者。

三十八、桑叶与菊花

桑叶味甘、苦,性寒。入肺、肝经。功能疏散风热,清肺润燥,平抑肝阳,清肝明目。主治风热感冒,目赤肿痛,风火目疾,头晕目眩,肺热燥咳等病症。入煎剂内服5～9克,或入丸、散;外用煎水洗眼。本品蜜制能增强润肺止咳的作用,故肺燥咳嗽多用蜜制桑叶。

菊花甘、苦,微寒。入肺、肝经。功能散风清热,平肝明目。主治风热感冒,头痛眩晕,目赤肿痛,眼目昏花。菊花可分白菊、黄菊、野菊。黄、白两菊都有疏散风热,平肝明目,清热解毒的功能。白菊花味甘,清热力稍弱,常用于平肝明目;黄菊花味苦,泄热力较强,常用于疏散风热;野菊花味甚苦,清热解毒之力强。入煎剂内服5～9克。

桑叶与菊花均能疏散风热,清泄肺肝。但桑叶疏风清肺的功能较好,故治肺燥咳嗽,往往用桑叶而不用菊花;菊花则长于平肝阳,且能清热解毒。菊花疏风较弱,清热力佳,用于外感风热常配桑叶同用。桑叶质轻气寒,轻清发散,能升能降,为疏散风热,宣肺泄热,润肺止咳之要药。菊花质轻气凉,轻清走上,善疏风清热,清肝明目。桑叶长于散风,菊花长于清热。桑叶清疏之力较强,菊花清疏之力略弱,故二药协同为用,疏风清热,解毒退烧,清肝明目,润肺止咳效力增强。主治风热感冒,风温初起,身热不甚,有汗表不解,咳嗽,口微渴者;肝阳上扰,或风热所引起的头晕,头痛,目赤肿痛等症。

三十九、苏梗与桔梗

苏梗辛、甘,温。入肺、脾、胃经。功能理气宽中,止痛,安胎。主治胸膈痞闷,胃脘疼痛,嗳气呕吐,胎动不安,气郁,食滞等病症。入煎剂内服5～15克。

桔梗苦、辛,平。入肺、胃经。功能开宣肺气,祛痰排脓。主治外感咳嗽,咽喉肿痛,肺痈吐脓,胸满胁痛,痢疾腹痛等病症。入煎剂内服6～12克。阴虚久嗽,气逆及咯血者,忌服。

苏梗行气宽中,温中止痛,理气安胎;桔梗宣通肺气、祛痰排脓、清利咽喉、升提利水。苏梗偏于下降理气,桔梗长于升提上行,二药合用,一上一下,开胸顺气,消胀除满之力大增。主治一切气机不畅所致胸闷不适、气逆等症。

四十、酸枣仁与柏子仁

酸枣仁甘、酸,平。入心、脾、肝、胆经。功能养心安神,益阴敛汗。主治虚烦失眠,心悸怔忡,虚汗等病症。入煎剂内服10～15克。《金匮要略》酸枣仁汤,以酸枣仁配用甘草、知母、茯苓、川芎,主治虚烦不得眠及盗汗。《济生方》归脾汤,以酸枣仁配合人参、黄芪、白术、当归、龙眼肉等补气养血药,治气血不足,心脾两亏,惊悸失眠,体倦汗出等症。

柏子仁甘、辛,平。入心、肝、肾经。功能养心安神,润肠通便。主治虚烦失眠,心悸怔忡,肠燥便秘等病症。入煎剂内服10～15克。《证治准绳》养心汤,以柏子仁配酸枣仁、远志、五味子、当归、川芎、人参、茯苓、黄芪、茯神、肉桂、半夏曲、甘草,主治心血不足怔忡、惊悸。

酸枣仁养心阴,益肝血,清肝胆虚热而宁心安神;柏子仁养心气,润肾燥,安魂定魄,益智宁神。二药合用,宁心安神,治疗失眠甚佳。主治血虚心失所养,心阳外越所致的心悸、怔忡、惊悸、失眠等病症;各种心脏病所致的心悸、不眠者;血虚津亏肠燥之大便秘结等症。

四十一、葶苈子与大枣

葶苈子辛、苦,大寒。入肺、膀胱经。功能泻肺定喘,行水消肿,主治痰涎壅肺,咳嗽气喘,面目浮肿,胸腹积水,小便不利等病症。入煎剂内服3～9克。

大枣甘,平。入脾经。功能补脾健胃,养血安神,缓和药性。主治脾胃虚弱,气虚不足,倦怠乏力,妇人脏躁等病症。入煎剂内服3～10枚。本品配合甘草、小麦,即为甘麦大枣汤,前人用治脏躁。脏躁的发病原因,多由情志抑郁或思虑过度,心脾受损,致脏阴不足而成。其临床表现为无故悲伤,精神失常,坐卧不安,心烦不寐等症。

大枣甘缓补中,补脾养心,缓和药性;葶苈子苦寒沉降,泻肺气而利水,祛痰定喘。二药合用,以大枣之甘缓挽葶苈子性急泻肺下降之势,防其泻力太过,共奏化痰行水,下气平喘之功。主治痰涎壅滞肺气闭阻,咳嗽痰喘,喉中有痰声如曳锯状,甚则咳逆上气不得卧,面目浮肿,小便不利等病症。葶苈子、大枣作为方剂使用,名为葶苈大枣泻肺汤,见于《金匮要略》,主治肺中水饮壅塞,胸满喘咳,一身面目浮肿。

四十二、香附与高良姜

香附辛、微苦、甘,平。入肝、三焦经。功能疏肝理气,活血调经。主治两胁疼痛,胸腹胀痛,乳房胀痛,疝气腹痛,月经不调,经行腹痛等病症。入煎剂内服6～12克。《韩氏医通》青囊丸,以香附配乌药,主治一切气痛。

高良姜性辛,热。入脾、胃经。功能散寒止痛。主治胃寒作痛及呕吐等病症。入煎剂内服6～9克。

香附辛散苦降,药性缓和,为理气之良药,能通行三焦,疏肝解郁,善行血中之气而理气活血,调经止痛;高良姜辛辣芳香,温热行散,温胃散寒,行气止痛,健胃消食。二药合用,相得益彰,温中散寒,理气止痛之力大增。主治肝郁气滞,胃寒脘痛,胸闷不舒,喜温喜按等病症;慢性胃炎、胃溃疡、十二指肠球部溃疡等疾病属于寒凝气滞者均可适用。由高良姜、香附两味药组成的方剂名为良附丸,出自《良方集腋》,主治寒凝气滞的胃脘疼痛。

四十三、旋覆花与代赭石

旋覆花性咸,温。入肺、肝、胃经。功能消痰下气,软坚,行水。主治胸中痰结,胁下胀满,咳喘,呃逆,唾如胶漆,心下痞硬,噫气不除,大腹水肿等病症。入煎剂内服6～10克。阴虚劳嗽,风热燥咳,不可用旋覆花。

代赭石性苦,寒。入肝、心包经。功能降逆止呕,下气定喘,凉血止血,平抑肝阳。主治噫气,呕吐,喘嗽,吐血,衄血,崩漏,以及肝阳上亢的眩晕耳鸣等病症。入煎剂生用须先煎,用量10～20克。《医学衷中参西录》镇肝息风汤,以代赭石配龙骨、牡蛎、龟版、怀牛膝、天冬、玄参、杭芍、茵陈、川楝、生麦芽、甘草,主治肝阳上亢,头晕目眩,耳鸣等病症。《太平惠民和局方剂》震灵丹,以代赭石配禹馀粮、赤石脂、紫石英、五灵脂、朱砂、乳香、没药,主治妇女崩漏,带下日久,久泻久痢等病症。

旋覆花消痰平喘,降气止呕,宣肺利水;代赭石平肝泄热,振逆降气,凉血止血。旋覆花以宣肺为主;代赭石以降为要。二药合用,一宣一降,共奏和胃降逆,理气止痛,下气平喘,化痰消痞之功。主治痰浊内阻,气机升降失常所致的心下痞硬,嗳气频频,呃逆不止,恶心呕吐等病症;咳嗽痰喘,吐血,衄血诸症。

四十四、延胡索与川楝子

延胡索性辛、苦,温。入心、肝、脾经。功能活血,行气,止痛。主治胸腹疼痛,肢体痹痛,疝痛,痛经等病症。近年来临床上常用本品治疗冠心病心绞痛。入煎剂内服6～15克。

川楝子性苦,寒。入肝、胃、小肠、膀胱经。功能疏肝理气,杀虫疗癣。主治两胁疼痛,脘腹胀痛,疝痛,痛经,虫积腹痛,头癣等病症。入煎剂内服6～12克。《柳州医话》一贯煎,以川楝子配北沙参、麦冬、当归、生地黄、枸杞子,主治肝肾阴虚,肝气不舒,胸脘痞闷,吞酸吐苦,咽干口燥,舌红少津及疝气瘕聚等病症。

延胡索性辛散温通,活血散瘀,理气止痛;川楝子苦寒降泻,清热泻肝,除湿止痛。二药合用,相得益彰,清热除湿,行气活血,理气止痛颇佳。主治肝郁气滞,肝胆火旺所致的心、胸、腹、胁诸痛;疝气疼痛;妇女月经不调,经行腹痛等病症。

四十五、远志与石菖蒲

远志性苦、辛,温。入肺、心、肾经。功能安神,祛痰,消痈。主治痰迷神昏,惊悸,失眠,咳嗽痰多,疮痈初起等病症。入煎剂内服6～10克;外用适量。《千金方》定志丸,以远志配菖蒲、人参、茯苓,主治精神不安。

石菖蒲辛,温。入心、肝经。功能化痰开窍,和中辟秽。主治痰湿蒙蔽清窍,或高热引起的神昏,以及癫狂、痴呆、耳鸣、耳聋、胸腹胀闷及噤口痢等病症。入煎剂内服干者6～10克,鲜者9～15克。《随息居霍乱论》菖蒲泻心汤,以菖蒲配黄芩、半夏、黄连、紫苏、厚朴、竹茹、枇杷叶、芦根,主治痰热壅闭,神志昏迷,胸膈痞塞。

远志芳香清冽,性温行散,宁心安神,散瘀化痰;菖蒲辛散温通利气通窍,辟浊化湿,理气化痰。远志通于肾交于心,菖蒲开窍启闭宁神,二药合用,益肾健脑聪智,开窍启闭宁神之力增强。主治头晕、头脑不清、精神不稳、心烦意乱、失眠、记忆力减退、甚或表情淡漠、痴呆等病症;中风、中风后遗症,症见神志不清、舌强语涩者。

四十六、知母与黄柏

知母性苦、甘,寒。入肺、胃、肾经。功能清热泻火,生津润燥。主治外感热病,高热烦渴,肺热燥咳,骨蒸潮热,内热消渴,肠燥便秘等病症。入煎剂内服6～12克,或适量入丸、散。脾胃虚寒,大便溏泻者,禁服。

黄柏苦,寒。入肾、膀胱经。功能清热燥湿,泻火除蒸,解毒疗疮。主治湿热泻痢、黄疸、带下,热淋、脚气、痿症,骨蒸劳热、盗汗、遗精,疮疡肿毒,湿疹瘙痒等病症。入煎剂内服3～12克;外用适量。

知母甘寒滋肾,清热泻火;黄柏苦寒坚阴,清热燥湿,泻火解毒。二药配伍,相互促进,滋阴清热退烧,泻火解毒除湿之力增强。主治阴虚发热,骨蒸潮热,盗汗等病症;阴虚火旺,相火妄动引起的梦遗、滑精等病症;阴虚阳不能化,小便不利等病症;男子强中,女子性欲亢进等病症。

四十七、知母与石膏

知母苦、甘,寒。入肺、胃、肾经。功能清热泻火,生津润燥。主治外感热病,高热烦渴,肺热燥咳,骨蒸潮热,内热消渴,肠燥便秘等病症。入煎剂内服6～12克,或适量入丸、散。脾胃虚寒,大便溏泻者,禁服。

石膏性辛、甘,寒。入肺、胃经。石膏生用解肌清热,除烦止渴;煅敷生肌敛疮;外治痈疽疮疡,不收口,汤火烫伤。主治热病壮热不退,心烦神昏,谵语发狂,口渴咽干,肺热喘急中暑自汗,胃火头痛,牙痛,热毒壅盛,发斑发疹,口舌生疮等病症。入煎剂内服15～30克;外用或入丸、散适量。脾胃虚寒及血虚,阴虚发热者,忌服。

知母性甘苦而寒,质润多液,既升又降,上能清肺热,中能清胃火,下能泻相火;生石膏性甘辛而淡,体重而降,气浮又升,其性大寒,善清肺胃之热,又偏走气分,以清气分实热。二药伍用,相互促进,清泄肺、胃实热之力增强。主治外感风寒传变化热,或温热之邪入于肺胃所致的高热不退、口渴、烦躁,甚至神昏狂乱,脉象洪大而数等外感气分实热;糖尿病,表现为上消口干、口渴,甚至大渴引饮者。

四十八、枳壳与郁金

郁金辛、苦,寒。入心、肺、肝经。功能活血止痛,疏肝解郁,凉血清心,利胆退黄。主治经行腹痛,月经不调,癥瘕结块,胁肋疼痛,湿温病神志不清,以及癫痫,吐血,衄血,尿血,黄疸等病症。入煎剂内服6～12克。《医方考》白金丸,以郁金配白矾,主治失眠、癫狂。

枳壳苦,微寒。入脾、胃、大肠经。功能行气宽中除胀。主治胸胁胀痛,脘腹痞闷等病症。入煎剂内服6～15克。枳实与枳壳皆为果实,因老幼不同而区分。两者功能略同,但枳实力强,枳壳力缓。破气除痞,消积导滞多用枳实;理气宽中,消胀除满多用枳壳。

枳壳行气消胀,宽胸快膈;郁金行气解郁,祛瘀止痛,凉血清心利胆退黄。枳壳行于气分,以理气消胀为主;郁金既入气分,又入血分,以行气解郁,凉血散瘀为要。二药伍用,一气一血,气血并治,行气活血,解郁止痛之力增强。主治肝郁气滞,气血不和所致的胸胁胀痛、刺痛、心下逆满、食后不消等病症;慢性肝炎、肝硬化所引起的肝区疼痛等病症;急性胆囊炎、慢性胆囊炎、胆结石所引起的胁肋疼痛等病症。

四十九、枳实与白术

枳实苦,微寒。入脾、胃、大肠经。功能行气消胀,化痰开痹,消积导滞。主治胸腹胀满,胸痹结胸,以及痰多咳嗽,风痰眩晕,食积停滞,便秘腹痛及泻痢不畅,里急后重等病症。入煎剂内服6～15克。《内外伤辨惑论》枳术丸,以枳实配白术,主治脾胃虚,运化弱,食后脘腹痞满作胀者。

白术苦、甘,温。入脾、胃经。功能补脾燥湿,利水止汗。主治脾胃虚弱,食少胀满,倦怠乏力,泄泻,水湿停留,痰饮,水肿,表虚自汗等病症。入煎剂内服9~15克。

枳实性辛散温通,破气消积,泻痰导滞,消痞止痛;白术性甘温补中,补脾燥湿,益气生血,和中消滞,固表止汗。枳实辛散性烈,以泻为主;白术甘缓补中,以补为主;枳实以走为主,白术以守为要。二药合用,一消一补,一走一守,一急一缓,相互制约,相互为用,助其升清降浊之枢机,以达补而不滞,消不伤正,健脾强胃,消食化积,消痞除满之功。主治脾胃虚弱,消化不良,饮食停滞,腹胀痞满,大便不爽等病症;肝脾肿大,内脏迟缓无力,胃下垂,子宫脱垂,脱肛等病症。由枳实、白术组成的方剂名为枳术丸,出自《内外伤辨惑论》,主治脾胃虚,运化弱,食后脘腹痞满作胀者。

五十、枳实与竹茹

枳实苦,微寒。入脾、胃、大肠经。功能行气消胀,化痰开痹,消积导滞。主治胸腹胀满,胸痹结胸,以及痰多咳嗽,风痰眩晕,食积停滞,便秘腹痛及泻痢不畅,里急后重等病症。此外,还可用治胃下垂、脱肛、子宫脱垂等病症,宜与补气升阳的升麻、炙黄芪同用。入煎剂内服6~15克。

竹茹甘,微寒。入肺、胃经。功能清热,化痰,止呕。主治肺热咳嗽,咯痰稠厚,胃热呕吐,呃逆等病症。入煎剂内服3~6克。《金匮要略》橘皮竹茹汤,以竹茹配橘皮、人参、甘草、生姜、大枣,主治哕逆。

枳实辛散温通,降气消痰,散结除痞;竹茹甘凉清降,下气消痰,清热止呕。二药合用,相得益彰,和胃降逆,清热止呕,消积化痰,宽中利膈之力增强。主治胃热痰盛,胃气上逆,恶心呕吐,胸脘满闷等病症。

五十一、麻黄与桂枝

麻黄:辛、微苦,温;归肺、膀胱经。功能发汗解表,宣肺平喘,利水消肿。主治风寒表实证(恶寒无汗、头身疼痛)、咳嗽气喘、风水水肿等病症。入煎剂内服3~10克。本品发汗力强,体虚自汗、阴虚盗汗及高血压患者慎用。

桂枝:辛、甘,温;归心、肺、膀胱经。功能发汗解肌,温通经脉,助阳化气。主治风寒表虚证(恶风有汗)、脘腹冷痛、血寒经闭、痰饮水肿等病症。入煎剂内服3～10克。阴虚火旺、血热妄行者忌用。

麻黄与桂枝均为辛温解表药,配伍后形成经典发汗组合：协同发汗解表：麻黄开泄腠理,透达毛窍,发汗力峻；桂枝温通卫阳,助麻黄发汗,同时调和营卫。二者相须为用,发汗力倍增,主治风寒表实证(无汗、脉浮紧)。温经散寒通痹：麻黄宣散风寒湿邪,桂枝温通经络,合用可治风寒湿痹、肢体冷痛。宣肺平喘化饮：麻黄宣肺气以平喘,桂枝温阳化气以行水,配伍后善治寒饮停肺之咳喘、痰饮水肿。此配伍体现"辛温发汗"核心治法,麻黄为发汗峻剂,桂枝助其力而防过汗,共奏驱邪扶正之效,临床应用需严格辨证表实无汗之证。

五十二、桑叶与菊花

桑叶：甘、苦,寒。入肺、肝经。功能疏散风热,清肺润燥,平肝明目。主治风热感冒,温病初起,肺热燥咳,肝阳上亢之头晕目眩,目赤昏花等病症。入煎剂内服5～10克。本品性寒,脾胃虚寒者慎用。

菊花：辛、甘、苦,微寒。入肺、肝经。功能疏散风热,平肝明目,清热解毒。主治风热感冒,肝阳上亢头痛,目赤肿痛,疮痈肿毒等病症。入煎剂内服5～15克。气虚胃寒、食少泄泻者慎用。

桑叶轻清疏散,善清肺经风热,兼润肺燥；菊花甘寒清润,长于清肝明目,兼解热毒。二药均入肺、肝两经,相须为用,相互促进疏散风热、清肝明目、平抑肝阳之效。主治风热表证或温病初起,症见发热头痛、咳嗽咽痛；肝火上炎或肝阳上亢之目赤肿痛、头晕目眩；肺燥咳嗽、干咳少痰；热毒壅滞之疮痈肿痛。桑叶与菊花配伍,名曰桑菊饮,出自《温病条辨》,为治疗风热犯肺、邪在卫分之经典方剂。

五十三、半枝莲与白花蛇舌草

半枝莲：辛、苦,寒。入肺、肝、胃经。功能清热解毒,散瘀止血,利水消肿。主治热毒疮痈(如疔疮、乳痈、肺痈)、毒蛇咬伤、跌打肿痛、湿热黄疸、水肿腹水及多种癌肿(如肝癌、肺癌)。入煎剂内服15～30克。本品性寒,脾胃

白花蛇舌草：甘、淡，微寒。入胃、大肠、小肠经。功能清热解毒，利湿通淋，抗癌消痈。主治热毒壅盛之咽喉肿痛、肠痈腹痛、毒蛇咬伤、湿热淋证（如尿频尿急、热淋涩痛），以及胃癌、食管癌、肝癌等恶性肿瘤。入煎剂内服15～60克。脾胃虚寒者慎用，孕妇慎用。

半枝莲辛散苦泄，寒能清热，长于清解热毒、散瘀消肿，兼利水湿；白花蛇舌草甘淡渗利，微寒清热，善清湿热毒邪，尤擅抗癌消痈。二药均入气分血分，相须为用，相互促进清热解毒、散瘀消癥、利湿通淋之力。主治热毒瘀结之证，如热毒疮疡、红肿热痛；湿热瘀阻之黄疸、水肿；癌毒积聚之癥瘕肿块（如肝癌、胃癌）；毒蛇咬伤，局部肿痛溃烂；湿热下注之淋证、带下黄臭等病症。半枝莲与白花蛇舌草配伍，名曰双莲消癥汤，为现代抗癌经验方，亦见于《肿瘤方剂集成》，主治恶性肿瘤属热毒瘀结者。

五十四、木香与黄连

木香：辛、苦，温。入脾、胃、大肠经。功能行气止痛，健脾消食。主治脘腹胀痛、泻痢后重、食积不消、胸胁气滞等病症。入煎剂内服3～10克。本品辛温香燥，阴虚火旺、气虚下陷者慎用。

黄连：苦，寒。入心、脾、胃、胆、大肠经。功能清热燥湿，泻火解毒。主治湿热痞满、呕吐吞酸、泻痢腹痛、高热神昏、痈肿疔毒、目赤牙痛等病症。入煎剂内服2～5克。脾胃虚寒、津伤口渴者忌用。

木香辛散温通，长于行肠胃滞气而止痛；黄连苦寒沉降，善清胃肠湿热而止痢。二者配伍，协同清热止痢：木香行气导滞，黄连清热燥湿，合治湿热泻痢（如细菌性痢疾）、里急后重、腹痛下坠。调和寒热药性：木香辛温可制黄连苦寒之性，黄连寒凉可缓木香温燥之弊，共奏清热不伤阳、行气不耗阴之效。疏肝和胃：木香疏利肝胆气滞，黄连清泻肝胃郁火，合治肝胃不和之脘胁胀痛、口苦泛酸。木香与黄连配伍为"清热行气"经典药对，木香行气以除滞，黄连清热以解毒，二者一温一寒，一气一血，共调胃肠湿热气滞。适用于湿热壅滞、气机不畅之证，尤擅治痢疾、胃痛属热郁者。临床需紧扣"湿热"与"气滞"并存之病机，兼顾中焦脾胃运化功能。

五十五、当归与川芎

当归：甘、辛,温。入肝、心、脾经。功能补血活血,调经止痛,润肠通便。主治血虚萎黄,月经不调,经闭痛经,虚寒腹痛,风湿痹痛,跌扑损伤,痈疽疮疡,肠燥便秘。入煎剂内服6～12克。湿盛中满、大便溏泄者慎用。

川芎：辛,温。入肝、胆、心包经。功能活血行气,祛风止痛。主治月经不调,经闭痛经,产后瘀阻腹痛,胸胁刺痛,跌扑肿痛,头痛,风湿痹痛。入煎剂内服3～9克。阴虚火旺、多汗者慎用。

当归补血养血,兼能活血;川芎辛散温通,长于行气活血。二者配伍,补血活血:当归补血之体,川芎行血之用,动静结合,补而不滞,增强血虚兼瘀之证(如月经量少色暗、产后腹痛)。调经止痛:川芎疏肝解郁、通达气血,当归养血和血,合治气滞血瘀之痛经、闭经、经行头痛。祛风通络:川芎祛风止痛,当归活血通脉,共治风寒湿痹、肢体麻木、跌打瘀肿。当归与川芎配伍为"血分圣药",当归主补血,川芎主行血,一补一散,调和气血,通达经脉。适用于血虚兼瘀、气血不畅之证,尤擅调经、止痛、祛风。二者协同可引药入血分,增强疗效,广泛用于妇科、内科及外伤诸疾,临床需紧扣"血虚血瘀"或"气滞血凝"之病机。

五十六、蒲公英与五灵脂

蒲公英：苦、甘,寒。入肝、胃经。功能清热解毒,消肿散结,利湿通淋。主治热毒疮痈(如乳痈、疔疮肿毒)、目赤肿痛、咽喉疼痛、湿热黄疸、热淋涩痛。入煎剂内服10～30克(鲜品加倍)。脾胃虚寒者慎用,阴疽疮疡忌用。

五灵脂：苦、甘,温。入肝经。功能活血止痛,化瘀止血,解毒。主治瘀血阻滞之胸胁脘腹刺痛、痛经闭经、产后瘀阻腹痛、崩漏、跌打损伤、蛇虫咬伤。入煎剂内服3～10克(包煎)。血虚无瘀、孕妇忌用,不宜与人参同用。

蒲公英苦寒清解,长于消热毒、散痈肿;五灵脂温通行散,善化瘀血、止疼痛。二者配伍,解毒化瘀:蒲公英清热解毒,五灵脂活血散瘀,合治热毒壅滞兼血瘀之证(如乳痈肿痛、疮疡久溃不愈)。寒温互制:蒲公英之寒可制五灵脂温燥之性,五灵脂之温可缓蒲公英寒凉之弊,共奏清热不凝瘀、化瘀不助热之效。通络止痛：蒲公英通利经络，五灵脂活血行滞，协同治疗瘀热互结之胸胁刺痛、跌打肿痛。蒲公英与五灵脂配伍为"解毒化瘀"之药对，蒲公英清解热毒，五灵脂消散瘀血，二者寒温并用，气血同调，适用于热毒与瘀血胶结之证。尤擅治乳痈、疮疡、跌打损伤属瘀热互结者，亦可用于湿热瘀阻之黄疸、淋证。临床需紧扣"热、毒、瘀"并存之病机，兼顾中焦脾胃功能，避免寒温偏颇伤正。

五十七、桑白皮与地骨皮

桑白皮：甘、辛，寒。入肺经。功能泻肺平喘，利水消肿，凉血止血。主治肺热咳喘痰稠、水肿胀满、衄血咯血、面浮脚肿。入煎剂内服6～12克。肺寒咳喘、脾虚水肿者忌用。

地骨皮：甘、淡，寒。入肺、肾经。功能凉血除蒸，清肺降火，生津止渴。主治阴虚潮热、骨蒸盗汗、肺热咳嗽、血热出血（衄血、尿血）、消渴口干。入煎剂内服9～15克。外感风寒发热、脾胃虚寒便溏者慎用。

桑白皮专泻肺中实热，利水通调；地骨皮善清虚热，退骨蒸，兼滋肾阴。二者配伍，清肺泻热：桑白皮清肺化痰，地骨皮凉血降火，合治肺热壅盛之咳喘痰黄、咽喉肿痛。虚实并调：桑白皮治肺实热，地骨皮疗阴虚火，合治肺热兼阴虚之证（如久咳痰少、低热盗汗）。利水退蒸：桑白皮利水消浮肿，地骨皮退骨蒸潮热，共治水肿兼虚热（如慢性肾病水肿伴低热）。桑白皮与地骨皮配伍为"清肺退蒸"经典药对，桑白皮泻肺实，地骨皮滋肾阴，二者肺肾同调，虚实兼顾。适用于肺热兼阴虚、水停夹虚热之证，尤擅治咳喘、水肿、骨蒸属热者。二者相配，寒而不凝，润而不腻，临床需紧扣"热、燥、虚"病机，兼顾中焦运化，防寒凉伤胃。

五十八、苦杏仁与麻黄

苦杏仁：苦，微温；有小毒。入肺、大肠经。功能降气止咳平喘，润肠通便。主治外感或内伤所致的咳嗽气喘、胸满痰多，以及肠燥便秘。入煎剂内服3～10克（需捣碎后下）。阴虚咳喘、大便溏泄者慎用，过量易致氢氰酸中毒。

麻黄：辛、微苦，温。入肺、膀胱经。功能发汗解表，宣肺平喘，利水消肿。主治风寒表实证（恶寒无汗）、咳嗽气喘（寒邪束肺）、风水水肿（头面浮肿）。入煎剂内服2～9克。体虚自汗、阴虚盗汗、高血压及失眠者忌用。

苦杏仁苦降肺气，止咳平喘；麻黄辛温宣肺，发散风寒。二者配伍，宣降肺气：麻黄宣肺散寒以开郁闭，杏仁降逆平喘以泄肺壅，一宣一降，恢复肺气宣肃，增强止咳平喘之力。表里兼顾：麻黄解表散寒治外邪，杏仁化痰平喘调肺气，合治外寒内饮之咳喘（如风寒袭肺兼痰壅）。通调水道：麻黄宣肺利水消水肿，杏仁润肠通便导湿浊，共治肺气不宣、水湿内停之水肿（如风水证）。苦杏仁与麻黄配伍为"宣肺平喘"经典药对，麻黄开宣肺气以散外邪，杏仁肃降肺气以平咳喘，二者升降相因，表里同治。适用于风寒外束、肺气壅滞之实证，尤擅治咳喘、水肿属寒邪郁闭者。然二者性偏温燥，易耗气伤津，故表虚、阴虚、热证慎用，中病即止，不可久服。

五十九、苦杏仁与桔梗

苦杏仁：苦，微温；有小毒。入肺、大肠经。功能降气止咳平喘，润肠通便。主治外感或内伤所致的咳嗽气喘、胸满痰多，以及肠燥便秘。入煎剂内服3～10克（需捣碎后下）。阴虚咳喘、大便溏泄者慎用，过量易致氢氰酸中毒。

桔梗：苦、辛，平。入肺经。功能宣肺祛痰，利咽排脓，载药上行。主治咳嗽痰多、胸闷不畅、咽喉肿痛、失音、肺痈吐脓。入煎剂内服3～9克。阴虚久咳、气逆咳喘及胃溃疡者慎用。

苦杏仁苦降肺气，止咳平喘；桔梗辛散苦泄，宣肺利咽。二者配伍，宣降相因：桔梗宣肺开郁以升提肺气，苦杏仁肃降肺气以平喘止咳，一宣一降，调畅肺气，增强化痰止咳之力。痰瘀并治：桔梗祛痰排脓，苦杏仁化痰平喘，合治痰壅气逆之咳嗽痰多、胸闷不畅（如痰湿阻肺证）。表里兼顾：桔梗解表利咽，苦杏仁润肠通便，合治外感风邪兼肠燥便秘（如感冒伴咳嗽、大便干结）。苦杏仁与桔梗配伍为"宣肺化痰"经典药对，桔梗升宣肺气以祛痰利咽，苦杏仁降泄肺气以止咳平喘，二者升降相合，痰气并调。适用于肺失宣降、痰壅气逆之咳嗽、咽痛及肺痈初起。二者性偏宣散，易耗气伤阴，故阴虚久咳、气虚喘促者慎用,中病即止,不宜久服。

六十、人参与黄芪

人参:甘、微苦,微温。入脾、肺、心经。功能大补元气,补脾益肺,生津止渴,安神益智。主治气虚欲脱(如大汗、大泻、大失血后气短神疲)、脾虚食少、肺虚喘咳、津伤口渴、内热消渴、惊悸失眠等病症。入煎剂内服3~9克(急救可用至15~30克)。实证、热证、阴虚内热者忌用,不宜与藜芦同用。

黄芪:甘,微温。入脾、肺经。功能补气升阳,固表止汗,利水消肿,托毒生肌。主治脾肺气虚(乏力食少)、中气下陷(内脏下垂)、表虚自汗、气虚水肿、痈疽难溃或溃久不敛。入煎剂内服9~30克。表实邪盛、气滞湿阻、食积内停、阴虚阳亢、痈疽初起或溃后热毒尚盛者忌用。

人参大补元气,益脾肺;黄芪补气升阳,固表利水。二者配伍,补气固脱:人参救急复脉,黄芪固表防脱,合治气随血脱、大汗亡阳(如休克、心力衰竭)。升阳举陷:黄芪升提中气,人参补益脾肺,合治中气下陷之胃下垂、子宫脱垂、久泻脱肛。气津双补:人参生津止渴,黄芪益气利水,合治气阴两虚之消渴(如糖尿病)、劳嗽虚喘。人参与黄芪配伍为"补气双璧",人参峻补元气、救急固脱,黄芪升阳固表、托毒利水,二者相使为用,补气之力倍增,且内外兼顾。适用于气虚、气陷、气脱之证,尤擅治脾肺不足、中气下陷及气血两虚之重症。然二者性偏温补,易助火壅滞,故实证、热证、阴虚火旺者慎用,需中病即止,避免长期过量服用。

六十一、当归与熟地黄

当归:甘、辛,温。入肝、心、脾经。功能补血活血,调经止痛,润肠通便。主治血虚萎黄,月经不调,痛经闭经,虚寒腹痛,跌扑损伤,风湿痹痛,肠燥便秘。入煎剂内服6~12克。湿盛中满、大便溏泄者忌用。

熟地黄:甘,微温。入肝、肾经。功能补血滋阴,益精填髓。主治血虚萎黄,肝肾阴虚,腰膝酸软,骨蒸潮热,盗汗遗精,内热消渴,眩晕耳鸣,须发早白。入煎剂内服9~15克。气滞痰多、脘腹胀满、食少便溏者忌服。

当归补血活血,调经止痛;熟地滋阴填精,益髓生血。二者配伍,补血养阴：当归补血兼活血，熟地滋阴兼填精，气血同调，精血互生，共治血虚阴亏诸症。活血填髓：当归活血通脉，熟地补髓益肾，合治血虚血滞之月经不调、腰膝酸软、须发早白。调经益精：当归调经止痛，熟地固本培元，合治冲任虚损之崩漏、不孕，及精血不足之早衰。当归与熟地配伍为"补血滋阴"核心药对，当归动而活血，熟地静而填精，动静结合，补而不滞。适用于精血亏虚、冲任失调及肝肾不足之证，尤擅调经、养颜、抗衰。然二者性偏温润，易助湿滞气，故中焦湿阻、气机不畅者需配伍行气化湿药，虚实夹杂者当权衡比例，避免壅补留邪。

六十二、枸杞子与菟丝子

枸杞子：甘，平。入肝、肾经。功能滋补肝肾，益精明目，润肺生津。主治肝肾阴虚，腰膝酸软，头晕目眩，视物昏花，消渴遗精，虚劳咳嗽等病症。入煎剂内服6～12克。外感实热、脾虚湿滞、便溏者慎用。

菟丝子：辛、甘，平。入肾、肝、脾经。功能补肾益精，养肝明目，固精缩尿，安胎止泻。主治肾虚腰痛，阳痿遗精，尿频遗尿，目昏耳鸣，胎动不安，脾肾虚泻等病症。入煎剂内服6～15克。阴虚火旺、大便燥结者忌用。

枸杞子滋阴益精，补肝肾之阴；菟丝子温肾助阳，固精缩尿。二者配伍，阴阳双补：枸杞子偏补阴精，菟丝子偏温肾阳，阴阳互根，共治肝肾阴阳两虚之证。固精明目：枸杞子养肝明目，菟丝子固精止遗，合治目暗不明、遗精早泄、腰膝酸软。脾肾同调：枸杞子润肺生津，菟丝子健脾止泻，合治肺肾两虚之燥咳、脾肾不足之久泻。枸杞子与菟丝子配伍为"肝肾双补"经典药对，枸杞子柔润滋阴，菟丝子温煦助阳，二者阴阳并调，补而不峻，固而不滞。适用于肝肾亏虚、精血不足之生殖、视觉及代谢障碍诸症，尤擅治早衰、不孕、目疾及消渴。

六十三、黄连与黄芩

黄连：苦，寒。入心、脾、胃、肝、胆、大肠经。功能清热燥湿，泻火解毒，清心除烦。主治湿热蕴结之泻痢、黄疸、痞满；心火亢盛之烦悸失眠、口舌生疮；胃火炽盛之呕吐吞酸、牙龈肿痛；热毒疮疡、目赤肿痛。入煎剂内服2～5

183

克。脾胃虚寒、阴虚津伤者慎用,久服易伤胃气。

黄芩:苦,寒。入肺、胆、脾、胃、大肠、小肠经。功能清热燥湿,泻火解毒,止血安胎。主治湿热泻痢、黄疸、暑湿胸闷;肺热咳嗽、高热烦渴;血热吐衄、崩漏下血;胎动不安;痈肿疮毒。入煎剂内服 3～10 克。脾胃虚寒、气虚便溏者忌用。

黄连清中焦湿热,泻心胃实火;黄芩清上焦肺热,泻肝胆湿热。二者配伍,上下分消:黄芩清肺热、利上焦,黄连泻胃火、清中焦,合治三焦湿热火毒之证。燥湿解毒:黄连燥中焦湿滞,黄芩化上焦湿浊,协同清湿热、解热毒,力治泻痢、黄疸、疮疡。凉血止血:黄芩凉血止血,黄连清心降火,合治血热妄行之吐血、衄血、崩漏。黄连与黄芩配伍为"清热燥湿"经典药对,黄连善泻中焦心胃之火,黄芩长清上焦肺胆之热,二者协同,分消上下,力专清热燥湿、凉血解毒。适用于湿热、火毒、血热及胎热诸症,尤擅治泻痢、疮疡、血证及妊娠病。然二者大苦大寒,易伤阳气、耗津液,需中病即止,虚寒、阴虚者慎用,必要时可佐以温中养阴之品(如干姜、麦冬)制其偏性。

六十四、陈皮与半夏

陈皮:辛、苦,温。入脾、肺经。功能理气健脾,燥湿化痰。主治脾胃气滞之脘腹胀满、食少吐泻;湿痰壅肺之咳嗽痰多、胸闷气逆;妊娠恶阻、呕吐呃逆。入煎剂内服 3～10 克。阴虚燥咳、气虚证及吐血者慎用。

半夏:辛,温;有毒。入脾、胃、肺经。功能燥湿化痰,降逆止呕,消痞散结。主治湿痰寒痰之咳喘痰多、胸脘痞闷;胃气上逆之呕吐反胃;瘿瘤痰核、梅核气等。入煎剂内服 3～9 克(需炮制后使用)。阴虚燥咳、血证及孕妇慎用。

陈皮理气和中,燥湿化痰;半夏降逆化痰,消痞散结。二者配伍,理气化痰:陈皮行气化湿,半夏燥湿化痰,合治痰湿壅滞之咳嗽、胸膈满闷。和胃降逆:陈皮健脾调中,半夏降逆止呕,合治胃气上逆之恶心呕吐、嗳气呃逆。消痞除满:陈皮行气宽中,半夏散结消痞,合治痰气交阻之脘腹胀满、梅核气。陈皮与半夏配伍为"化痰理气"经典药对,陈皮主升散,行气以助化痰;半夏主降逆,化痰以顺气机。二者升降相因,协同化湿痰、调脾胃、消痞满,广泛用于痰湿、气滞所致呼吸、消化系统疾病,尤擅治咳嗽痰多、呕吐痞闷及梅核气。然二者性温燥,易伤阴助热,阴虚、热证者需慎用,必要时可配伍养阴清热药(如麦冬、黄芩)以制其性。

六十五、黄连与吴茱萸

黄连:苦,寒。入心、脾、胃、肝、胆、大肠经。功能清热燥湿,泻火解毒,清心除烦。主治湿热泻痢、黄疸、痞满;心火亢盛之烦悸失眠、口舌生疮;胃火炽盛之呕吐吞酸、牙龈肿痛;热毒疮疡、目赤肿痛。入煎剂内服2~5克。脾胃虚寒、阴虚津伤者慎用,久服易伤胃气。

吴茱萸:辛、苦,热;有小毒。入肝、脾、胃、肾经。功能散寒止痛,降逆止呕,助阳止泻。主治寒凝肝脉之头痛、疝气痛;胃寒呕吐吞酸;虚寒泄泻;脚气肿痛;口疮(外用)。入煎剂内服1.5~4.5克。阴虚火旺、实热证者忌用,孕妇慎用。

黄连苦寒清火,燥湿解毒;吴茱萸辛热散寒,疏肝下气。二者配伍,寒热并调:黄连清热泻火,吴茱萸温散寒邪,寒热互制,调和肝胃气机。辛开苦降:吴茱萸辛散开郁,黄连苦降泄热,合治肝郁化火、胃失和降之呕吐吞酸。清肝和胃:黄连清肝胃之火,吴茱萸疏肝通络,合治肝火犯胃之胁痛、嘈杂。黄连与吴茱萸配伍为"寒热调和"经典药对,黄连泻火以折肝胃郁热,吴茱萸散寒以疏肝气、降逆气,二者辛开苦降,调和肝胃,擅治寒热错杂、气机壅滞之呕吐、胁痛、泄泻等症。然吴茱萸性热有毒,黄连大苦大寒,需根据寒热侧重调整比例,中病即止,避免伤正。临床常用于消化系统疾病(如反流性胃炎)、口腔溃疡及头痛,必要时可佐以甘缓药(如甘草、大枣)护胃和中。

六十六、黄连与肉桂

黄连:苦,寒。入心、脾、胃、肝、胆、大肠经。功能清热燥湿,泻火解毒,清心除烦。主治湿热泻痢、黄疸、胃火吞酸、心火烦悸、口舌生疮、目赤肿痛。入煎剂内服2~5克。脾胃虚寒、阴虚津亏者慎用。

肉桂:辛、甘,大热。入肾、脾、心、肝经。功能补火助阳,引火归元,散寒止痛,温经通脉。主治肾阳不足之腰膝冷痛、夜尿频多;虚阳浮越之面赤戴阳、喉痹牙痛;寒凝血滞之痛经、寒疝、阴疽。入煎剂内服1~3克(后下)。阴虚火旺、血热妄行及孕妇忌用。

黄连苦寒泻火,清上焦心胃之热;肉桂辛热温阳,暖下焦肾脾之寒。二者配伍,寒热并调:黄连折上炎之火,肉桂引火归元,合治心肾不交、上热下寒之证。辛开苦降:肉桂辛散温通,黄连苦降泄热,调和寒热错杂之痞满、腹痛、下利。阴阳互济:黄连清心火以护阴,肉桂补肾阳以化气,共奏交通心肾、安神定志之效。

黄连与肉桂配伍为"水火既济"经典药对,黄连泻心火以抑上热,肉桂温肾阳以暖下寒,二者寒热互制,引火归元,擅治心肾不交、寒热错杂之失眠、口疮、泄泻及虚阳浮越诸症。然肉桂大热,黄连大寒,需精准辨证寒热比重,中病即止,避免矫枉过正。临床常用于代谢性疾病(如糖尿病)、自主神经功能紊乱及慢性炎症属寒热夹杂者。

六十七、木香与砂仁

木香:辛、苦,温。入脾、胃、大肠、三焦经。功能行气止痛,健脾消食,调中宣滞。主治脾胃气滞之脘腹胀痛、痞满嗳气;大肠气滞之泻痢后重、腹痛肠鸣;食积不化之纳呆呕逆。入煎剂内服3~6克。阴虚津亏、气虚无滞者慎用。

砂仁:辛,温。入脾、胃、肾经。功能化湿醒脾,温中止泻,行气安胎。主治湿阻中焦之脘痞不饥、呕吐泄泻;脾胃虚寒之腹冷痛泻;妊娠恶阻、胎动不安。入煎剂内服3~6克(后下)。阴虚血燥、实热内盛者忌用。

木香辛散苦降,善行脾胃大肠气滞;砂仁芳香温通,长于化湿醒脾、和胃止呕。二者配伍,行气化湿:木香行气宽中,砂仁化湿醒脾,合治湿阻气滞之脘腹胀满、恶心呕吐。温中止痛:木香调滞止痛,砂仁温脾散寒,共奏散寒止痛之效,主治虚寒腹痛、冷痢泄泻。木香与砂仁配伍为"行气化湿"经典药对,木香主行气,砂仁主化湿,二者辛温相合,醒脾和胃,擅治脾胃气滞、湿阻中焦之脘腹胀满、呕恶泄泻,尤宜虚寒气滞兼湿者。砂仁兼能安胎,与木香协同可调妊娠气逆诸症。然二者性偏温燥,阴虚、实热者慎用,必要时可佐以养阴药(如麦冬、石斛)或清热药(如黄连、栀子)制其温性。临床广泛应用于消化系统疾病(如胃炎、肠炎)、妊娠呕吐及痰湿型代谢紊乱。

六十八、桃仁与红花

桃仁：苦、甘，平；有小毒。入心、肝、大肠经。功能活血祛瘀，润肠通便，止咳平喘。主治血瘀经闭、痛经、产后腹痛、癥瘕积聚、跌打损伤、肠燥便秘、肺痈肠痈、咳嗽气喘。入煎剂内服5～10克(捣碎)。孕妇忌用，便溏者慎用。

红花：辛，温。入心、肝经。功能活血通经，散瘀止痛，化瘀消斑。主治血瘀经闭、痛经、产后瘀阻、癥瘕痞块、胸痹心痛、跌扑肿痛、瘀滞斑疹色暗。入煎剂内服3～10克。孕妇忌用，出血性疾病及月经过多者慎用。

桃仁质润，破血逐瘀兼润肠通便；红花辛散温通，活血通经力强。二者配伍，活血化瘀：桃仁破血消癥，红花散瘀通经，相须为用，增强逐瘀之力。通经止痛：红花走而不守，通利血脉；桃仁入血分，消瘀止痛，合治血瘀经闭、痛经、胸痹。消癥散结：桃仁攻坚消癥，红花活血散积，合治癥瘕积聚、跌打瘀肿。桃仁与红花为"活血化瘀"经典药对，桃仁性平偏润，善消癥散结；红花性温走窜，长于通经止痛。二者相须，化瘀力倍增，主治血瘀实证之经闭、痛证、癥瘕及跌打损伤。然二者均具破血之性，需严格把握适应证，中病即止，避免耗伤正气。临床广泛应用于妇科血瘀证(如痛经、闭经)、心血管疾病(如冠心病)及外伤科瘀肿，必要时可配伍补气养血药(如黄芪、当归)以攻补兼施。

此外，邓尔禄先生临证还喜用以下得效药对：

风胜咳嗽，喜用紫苏、前胡；胸闷气憋，喜用栝蒌皮、枳实；咽痛，喜用牛蒡子、藏青果、山豆根、木蝴蝶；干咳无痰，喜用芦根、枇杷叶；声音嘶哑，喜用牛蒡子、射干、蝉蜕、薄荷；发热，喜用柴胡、黄芩、金银花、生石膏、知母；虚热，喜用秦艽、鳖甲、青蒿、牡蛎；多痰，喜用紫菀、款冬花、桔梗、葶苈子；肾虚咳嗽，喜用沙苑子、女贞子、山萸肉、五味子；肾不纳气，喜用人参、蛤蚧、银杏、沉香；咳嗽出汗，喜用黄芪、浮小麦、太子参、五味子、乌梅、诃子、麻黄根；胃脘寒痛，喜用香附、良姜；小腹寒痛，喜用小茴香、乌药；瘀血腹痛，喜用五灵脂、生蒲黄；肝郁胃痛，喜用延胡索、川楝子；痉挛性腹痛，喜用白芍、炙甘草；胃脘热痛，喜用蒲公英、黄连、山栀子；胃酸过多，喜用大贝母、乌贼骨、吴茱萸、黄连、煅瓦楞、煅牡蛎；保护胃黏膜，喜用白及、秦皮；气滞胃痛，喜用砂仁、广木香、枳壳、厚朴花、青皮、陈皮；背心疼痛，喜用郁金、姜黄；右胁胀痛，喜用茵陈、金钱草、柴胡、枳实；口渴多饮，喜用芦根、天花粉；肺气蕴塞，喜用桑白皮、前胡；烦渴引饮，喜用生石膏、淡豆豉；热郁不透，喜用柴胡、薄荷；解肌，喜用葛根、桂枝；胸腔积液，喜用葶苈子、桑白皮；头痛，喜用细辛、生石膏、白蒺藜、蔓荆子。